本书获2015年贵州省t

奇异中草药·单方验方

第 3 册

杨卫平　夏同珩◎编著

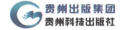

贵州出版集团
贵州科技出版社

图书在版编目（CIP）数据

奇异中草药·单方验方. 第3册 / 杨卫平, 夏同珩编著. --贵阳：贵州科技出版社, 2016.6（2025.1重印）
ISBN 978-7-5532-0443-7

Ⅰ.①奇… Ⅱ.①杨… ②夏… Ⅲ.①中草药—基本知识②中草药—验方 Ⅳ.①R282②R289.5

中国版本图书馆CIP数据核字(2016)第033633号

出版发行	贵州出版集团　贵州科技出版社
地　　址	贵阳市中天会展城会展东路A座（邮政编码：550081）
网　　址	http://www.gzstph.com　　http://www.gzkj.com.cn
出版人	熊兴平
经　　销	全国各地新华书店
印　　刷	北京兰星球彩色印刷有限公司
版　　次	2016年6月第1版
印　　次	2025年1月第2次
字　　数	330千字
印　　张	7.625
开　　本	890mm×1240mm　1 / 64
书　　号	ISBN 978-7-5532-0443-7
定　　价	49.00元

天猫旗舰店：http://gzkjcbs.tmall.com

前　言

　　时代的进步加快了人们前进的步伐，人们的生活方式日新月异，以提高生活质量为追求的目标。要提高我们的生活质量，有很多方面的内容，其中最主要的一方面，就是追求健康强壮的体魄，以此为基础更好地工作和生活。要有健康强壮的体魄，除了有良好的心态和合理的体育锻炼、正常的生活起居外，更重要的是疾病的预防和治疗。疾病的预防和治疗，使用药物是常用的手段之一。我国目前对于新药的分类，是将药物分为中药、天然药物、化学药品和生物药品三大部分，其中化学药品及生物药品在防治疾病的同时，也对人体产生一定的毒副作用，有些化学药品长久使用，可对人体造成伤害，尤其对血液、肾脏、肝脏等重要组织和脏器有毒性作用，甚至造成不可逆的损害。中药（中草药）相对于西药来说，除有毒性的外，大部分对人体的毒副作用都较小，作用温和，对人体有一定的营养、滋补作用，可以提升人体的素质，增强抗病能力。再加上当前人们厌倦钢筋混凝土"森林"的枯燥乏味生活，追求回归自然的生活方式，除到大自然中去放松身心、陶冶情操外，用毒副作用小的中草药来防病治病，强身健体，已成为当前一种流行时尚。因此，有一部图文并茂、易学、易懂、易用，方便随身携带的中草药图书，就可以为人们在用中草药防治疾病方面多提供一种选择。

为顺应时代需求，我们特撰写了口袋书系列中的《奇异中草药·单方验方》一书，共四册。

本书收载的中草药品种，是在参考相关书籍的基础上，以方便、易得、有效为原则，并兼顾观赏、食用等方面而选择的。

每药按中文名（附拉丁文名）、别名、医籍记载、药物来源、形态特征（突出鉴别特征）、生境及分布、药用部位及采收、性能功效及单方验方举例、观赏或药膳、主要化学成分、现代研究（含临床应用）等列项编写。每个品种配图2～4幅。图片美观清晰、形态特征明显。

本书主要编写人员为贵阳中医学院药学院教师，除署名作者外，还有冯泳、夏璇、杨成华、熊源新、杨传东、云雪林、周静、梅颖、董发发、刘绍欢、宋胜武、严福林、李琼、刘虹、黄敏、姜东辉等参加了本书的编写。

由于编者受学识水平所限，书中难免有错漏之处，敬请广大读者不吝指正，对此深表谢意。

编著者

目　录

1 香 葱

【别名】冻葱，细香葱。

【医籍记载】《重庆草药》："通气发汗，除寒解表。"

【来源】百合科植物细香葱*Allium ascalonicum* L.。

【形态特征】多年生草本，高30~40cm。鳞茎聚生，长圆状卵形、狭卵形或卵状圆柱形，外皮红褐色、紫红色或黄白色，膜质或薄革质，不破裂。叶为中空的圆筒状，向先端渐尖，深绿色，略带白粉。栽培条件下不开花，用鳞茎分株繁殖；自然生长条件下可以开花结实。

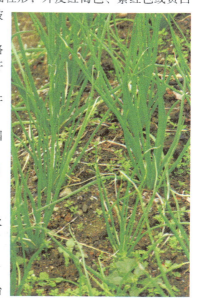

【生境及分布】我国各地广为栽培。

【药用部位及采收】药用全草或鳞茎。全草：全年可采，洗净，晒干。鳞茎：采挖后切去须根及叶，剥除外膜，晾干。

【性能功效】味辛，性温。发汗解表。

【单方验方】1. 治

感冒头痛、咳嗽：香葱头30g，僵蚕12g，水煎服。2. 治风寒感冒头身疼痛：香葱2~3根，五匹风嫩叶3~7片，生姜1片，水煎服。3. 治扭伤关节疼痛：香葱头120g，生姜30g，捣烂外敷患处。4. 治无名肿毒：香葱头90g，加蜂蜜捣烂外敷患处。

【药膳】鲜幼苗主要用作佐料。鲜鳞茎洗净，炒或做泡菜食用；或开水余后凉拌。

【主要化学成分】全草含胡萝卜素类，挥发油，槲皮素，绣线菊苷，槲皮素-3,4′-二葡萄糖苷，槲皮素-7,4′-二葡萄糖苷和γ-谷氨酰基-S-烷基半胱氨酸等。

【现代研究】临床上用于治疗感冒身痛、咳嗽，跌打损伤，无名肿毒和风湿痹证筋骨疼痛等。

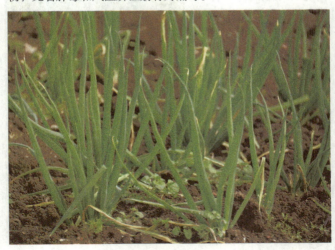

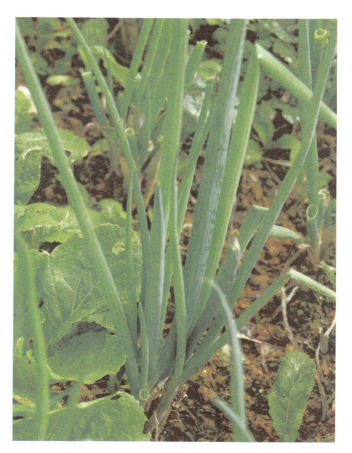

2 大 葱

【别名】葱白。

【医籍记载】《本经》："主伤寒，寒热，出汗，中风，面目肿。"

【来源】百合科植物葱Allium fistulosum L.。

【形态特征】

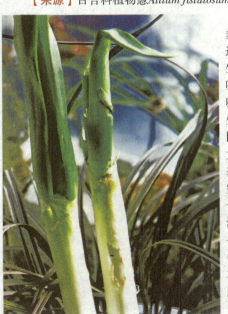

多年生草本，高可达50cm。通常簇生，全体有辛臭味，折断后有辛味之黏液。须根丛生，白色。鳞茎圆柱形，先端稍肥大，鳞叶成层状基生，圆柱形，中空，先端急尖，绿色，具纵纹，叶鞘浅绿色。花茎单一，自叶丛抽出，中空，绿色；伞状花序圆球状，总苞膜质；花被6片，白色；雄蕊6枚，花丝伸出，花药黄色；子房3室。蒴果菱形。种子黑色。花期7～9月，果期8～10月。

【生境及分布】我国各地均有栽种。

【药用部位及采收】药用鳞茎及幼苗。鳞茎：采挖后切去须根及叶，剥除外膜，晾干备用。幼苗：生长期可采，洗净，鲜用。

【性能功效】味辛，性温。发表，通阳，解毒。

【单方验方】1.治感冒轻证：鲜大葱、生姜、红糖各适量，水煎服。2.治疝气肿痛：鲜大葱、小茴香根各30g，水煎服。3.治疗疮疼痛：鲜大葱、姜花各适量，捣烂外敷。4.治外伤斑痕：鲜大葱、马蹄草、蜂蜜各适量，捣烂外敷患处。

【药膳】鲜幼苗可以用作佐料。鳞茎部分洗净，炒、凉拌或做泡菜食用。

【主要化学成分】主要含挥发油，含量为0.01%；含有机硫化合物20种：主要有丙基甲基硫代硫磺酸酯，甲基丙烯基硫代硫磺酸酯，甲基丙烯基三硫醚，烯丙基硫醇，甲丙基二硫醚等，还含不饱和脂肪醛，脂肪酮，萜烯类化合物。

【现代研究】药理研究显示，大葱有调节血脂代谢，抗动脉粥样硬化，抗凝促纤溶，清除自由基，降低血浆内皮素，增强免疫力，抑制肿瘤等作用。临床上用于治疗感冒，外伤肿痛，蚊虫叮咬等。

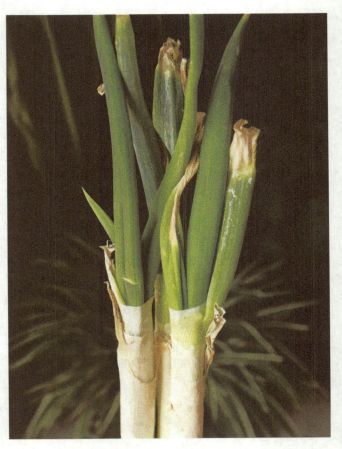

3 小 蒜

【别名】薤白。

【医籍记载】《本草纲目》："治少阴病厥逆泻痢，及胸痹刺痛，下气散血，安胎。"

【来源】百合科植物小根蒜 *Allium macrostemon* Bunge。

【形态特征】多年生草本。鳞茎广卵形，被白色膜被。叶根生，线形，3～4片，质柔软而有微棱。花茎于叶间抽出，长30～60cm，茎顶有多数紫黑色小珠芽；伞形花序顶生；花小，白色，有紫色背线。蒴果。

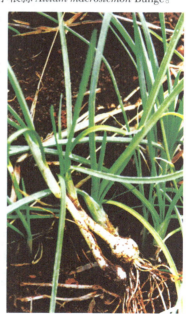

【生境及分布】生于山坡、石缝或荒地。我国各地分布，有栽种。

【药用部位及采收】药用鳞茎或全草。全草：全年可采，洗净，晒干备用。鳞茎：采挖后切去须根及叶，剥除外膜，晾干备用。

【性能功效】味辛，性温。健胃消食，解毒杀虫。

【单方验方】1. 治食积饱胀：小蒜、木姜子各10g，水煎服。2. 治心悸胸痛：小蒜、公鸡头根各20g，大木姜子10g，水煎服。3. 治痢疾：新鲜小蒜全草适量，捣烂为泥，每次吞服5g。4. 治皮肤瘙痒：小蒜、水蓼各适量，泡酒外搽患处。

【药膳】鲜鳞茎洗净，凉拌或炒肉末食用，兼做佐料；或盐腌制存于密闭罐中，随时取食。

【主要化学成分】鳞茎含挥发油，大蒜氨酸，甲基大蒜氨酸，大蒜糖，薤白苷甲和薤白苷丁等。

【现代研究】药理研究显示，小蒜有抑制血小板聚集和释放反应，促进纤维蛋白溶解，利尿，降压，抗癌和抑制痢疾杆菌、金黄色葡萄球菌等作用。临床上用于治疗胃痛，痢疾，食后腹胀，滴虫性阴道炎等。

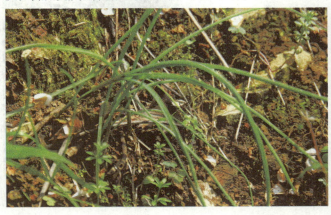

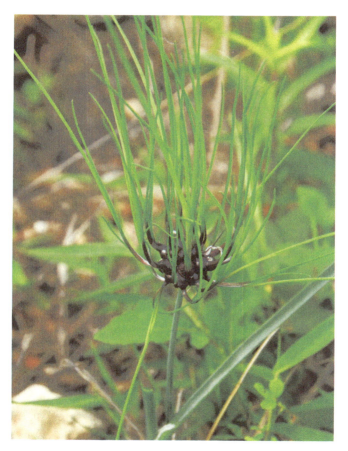

4 大 蒜

【别名】葫，胡蒜。

【医籍记载】《名医别录》："散痈肿鼍疮，除风邪，杀毒气。"

【来源】百合科植物大蒜*Allium sativum* L.。

【形态特征】多年生草本。鳞茎卵圆形，具蒜瓣6~10瓣，外包灰白色干膜质鳞被。叶基生，扁平，长披针形。花茎圆柱状，伞形花序，小而密生，具膜，花柄细；花被6片，粉红色；雄蕊6枚；雌蕊1枚。蒴果，种子黑色。花期4~6月。

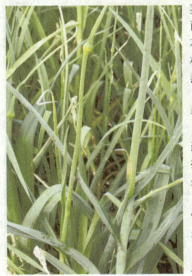

【生境及分布】我国各地普遍栽种。

【药用部位及采收】药用鳞茎。5月叶枯黄时采挖，切去须根及叶，剥除外膜，晾干备用。

【性能功效】味辛，性温。祛湿止痢，解毒杀虫。

【单方验方】1. 治脚癣瘙痒：生大蒜1~3

个，连茎柄水煎，浸泡并外洗患处。2．治肺痨咳嗽：生大蒜100g，猪肚1个，水炖服，每周1次。3．治湿热泻痢：生大蒜20g，捣烂为泥，糖水冲服，每日2次。4．治胃寒食积不化：生大蒜适量捣泥，开水冲温服，或合用理中丸疗效更佳。

【药膳】新鲜大蒜嫩苗用作佐料，洗净、开水汆后凉拌；蒜薹炒肉丝或单炒，亦做泡菜食用。鳞茎可作佐料，或生食、盐浸后食用。

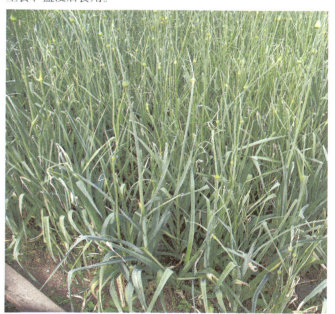

【**主要化学成分**】鳞茎含挥发油约0.2％，油中主要成分为大蒜辣素，具有杀菌作用。大蒜辣素由大蒜中所含的蒜氨酸受大蒜酶的作用水解产生。尚含多种烯丙基、丙基和甲基组成的硫醚化合物等。

【**现代研究**】药理研究显示，大蒜有降低血糖，杀菌，降压，降血脂，抗血小板聚集，提高纤维蛋白溶解活性，保护脑细胞，保肝和对胃的保护作用，还能抗衰老。临床上用于治疗细菌性痢疾，阿米巴痢疾，流行性感冒，流行性脑脊髓膜炎，流行性乙型脑炎，大叶性肺炎，百日咳，伤寒，副伤寒及副伤寒甲带菌者。

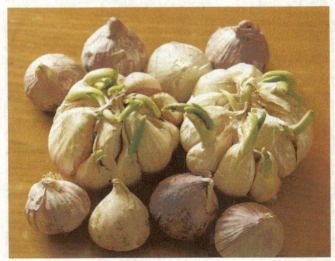

5 薤 头

【别名】薤，薤白。

【医籍记载】《千金·食治》："心痛宜食之。能生肌肉，利产妇。"

【来源及药用部位】百合科植物薤头 *Allium chinensis* G. Don。

【形态特征】
多年生草本。鳞茎数枚聚生，狭卵形，外皮白色或带红色，膜质，不破裂。叶基生，2～5片，呈具3～5条棱的圆柱状，中空，约与花葶等长。花葶侧生，圆柱状，长20～40cm；伞形花序半球形，松散；花淡紫色至蓝紫色，花被6片；子房宽倒卵形。花果期10～11月。

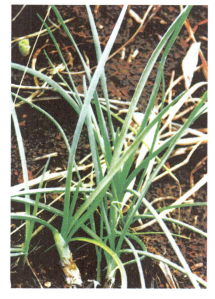

【生境及分布】
我国长江流域和南部

各地广泛栽种。喜较温暖湿润气候，以疏松肥沃、富含腐殖质、排水良好的壤土或砂质壤土栽培为宜。

【药用部位及采收】药用鳞茎。栽后第二年的5~6月采收，将鳞茎挖起，去除茎苗和泥土，鲜用或略蒸一下，晒干或烘干备用。

【性能功效】味辛，性温。健胃消食，解毒杀虫。

【常用配方】1. 治食积饱胀：薤头、紫苏各10g，水煎服。2. 治腹泻痢疾：新鲜薤头全草适量，捣烂为泥，每次吞服5g。3. 治皮肤瘙痒：新鲜薤头、水蓼各适量，泡酒外搽患处。

【药膳】新鲜嫩苗用作佐料；洗净，开水余后凉拌；亦可炒肉丝或单炒；或做泡菜食用。鳞茎可作佐料或生食，或糖醋浸泡后食用。

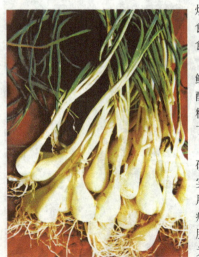

【主要化学成分】鳞茎含挥发油，大蒜氨酸，甲基大蒜氨酸，大蒜糖，薤白苷甲和薤白苷丁等。

【现代研究】药理研究显示，薤头有抗动物实验性动脉粥样硬化的作用。临床上用于治疗胃痛，痢疾，消化不良腹胀，滴虫性阴道炎等。兼为食用。

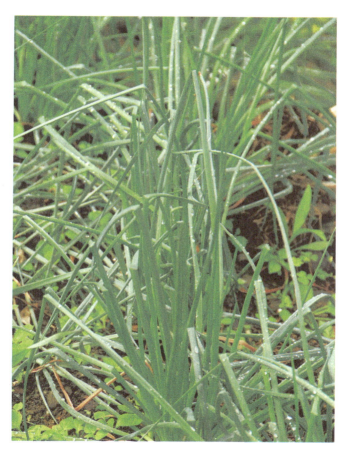

6　韭　菜

【别名】韭菜子。

【医籍记载】《本草纲目》："（叶）治小便频数，遗尿，妇女白淫白带。"《名医别录》："（种子）主梦泄精，溺白。"

【来源】百合科植物韭 *Allium tuberosum* Rottl. ex Spreng.。

【形态特征】多年生草本，高20~45cm，具特殊强烈气味。根茎横卧，生多数须根。叶长线形，扁平，先端锐尖，全缘，深绿色。花茎自叶丛中抽出，三棱形；伞形花序顶生；花被6片，白色；雄蕊6枚，花药黄色；雌蕊1枚，子房上位3室。蒴果倒心形，绿色。种子黑色，扁平。花期6~7月，

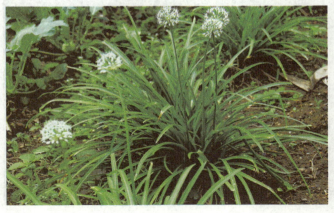

果期7~9月。

【生境及分布】我国各地均有栽种。抗寒，耐热，适应性强，对土壤要求不严，以耕作层深厚、富含有机质、保水力强、透气性好的土壤栽培较好。

【药用部位及采收】药用叶或种子。叶：生长期采收，洗净，晒干备用。种子：秋季果实成熟时将果实摘下，搓出种子，筛净果皮和杂质，洗净，晒干备用。

【性能功效】味辛，性温。温补肝肾，行气，散血。

【单方验方】叶：1. 治跌打损伤肿痛：韭菜、筋骨草各适量，捣烂外包患处。2. 治吐血：鲜韭菜20g，鲜铁苋菜30g，水煎服。3. 治霍乱上吐下泻：用韭菜捣汁1盏，煮开，热服。4. 治疔疮：鲜韭菜适量，煎汁浸洗患处或捣烂外敷。

种子：1. 治肾虚阳痿：韭菜子10~20粒，盐汤送服。

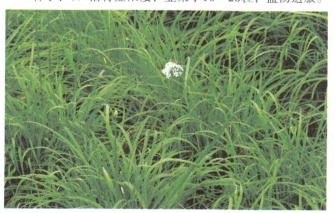

2. 治带下：韭菜子、白果、茯苓等量，醋煮，焙干研末，炼蜜为丸，每日服用。

【药膳】鲜嫩叶作为蔬菜，清炒、拌鸡蛋炒、炒豆腐食用，或做包子、饺子等的馅；嫩花茎开水余后凉拌，炒或腌制后食用；花蕾用少许盐腌制食用。

【园艺价值】做地被或盆栽观赏。10~11月观赏白色花。

【主要化学成分】全草含二甲基硫代亚磺酸酯，二丙烯基硫代亚磺酸酯，丙烯基硫代亚磺酸酯，甲基硫代亚磺酸丙烯酯等。种子含硫化物，苷类，维生素C等。

【现代研究】药理研究显示，韭菜全草有抗突变，抗滴虫等作用。临床上叶用于治疗荨麻疹，漆疮，气喘，中风失音，急性乳腺炎和鼻出血等；种子用于治疗带下病，遗精，神经衰弱，呃逆，耳聋和疝气肿痛等。

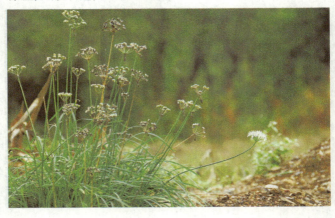

7 洋 葱

【别名】玉葱，洋葱头。

【医籍记载】《我国中草药汇编》："主治便秘。"

【来源及药用部位】百合科植物洋葱*Allium cepa* L.。

【形态特征】多年生草本。具有强烈香气。鳞茎大，球形或扁球形，外包紫红色皮膜。叶圆柱形，中空，中部以下最粗，绿色，有白粉。伞形花序球形，多花，密集；花被星状展开，绿白色；花被6片，花丝比花被片长。蒴果，室背开裂，种子多数。花期6~7月。

【生境及分布】我国各地均有栽培。喜凉爽气候、中等强度光照，在富含有机质、表土深而肥沃、能适当保水的砂质壤土中生长良好。

【药用部位及采收】药用鳞茎。当下部叶1~2片枯黄、鳞茎外层鳞片变干时采收，挖出葱头，切片，晾干或晒干备用。

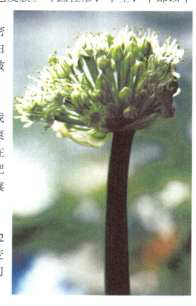

【性能功效】味甘，性凉。凉血止血，清热解毒。

【常用配方】1.治消化不良：洋葱适量（50~100g），加盐、姜、辣椒等调料，炒后食用。2.治创伤溃疡：鲜洋葱适量，水洗净，捣泥外敷患处。3.治腹泻、痢疾：洋葱30~50g，鸡蛋2个，适量加盐，炒熟食用。4.治风寒感冒：洋葱、生姜、葱白各30g，水煎服。

【药膳】作为蔬菜，清炒、拌鸡蛋炒、炒豆腐等食用，或做包子、饺子等的馅。

【主要化学成分】鳞茎含硫醇，二甲二硫化物，二烯丙基二硫化物，三硫化物，硫代亚磺酸盐，柠檬酸盐，苹果酸盐，蛋白质，多糖，胡萝卜素和维生素等。

【现代研究】药理研究显示，洋葱有降低胆固醇，降低纤维蛋白溶解活性，提高胃肠道张力，增加分泌及杀灭金黄色葡萄球菌、白喉杆菌和阴道滴虫等作用。临床上用于治疗创伤，溃疡，滴虫性阴道炎等。

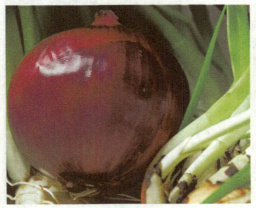

8 芦 荟

【别名】卢会，奴会。

【医籍记载】《药性论》："（芦荟）杀小儿疳蛔。主吹鼻杀脑疳，除鼻痒。"《生草药性备要》："（芦荟叶）凉血止痛。"

【来源】百合科植物库拉索芦荟 *Aloe vera* L.。

【形态特征】多年生草本。茎极短。叶簇生于茎顶，直立或近直立，肥厚多汁；叶片狭披针形，长15~36cm，宽2~6cm，先端长渐尖，基部宽阔，粉绿色，边缘有小刺齿。花茎单生或稍分支，花被管状，6片；雄蕊6枚，花药"丁"字形着生；雌蕊1枚，3室，每室有多枚胚珠。蒴果三角形。花期2~3月。

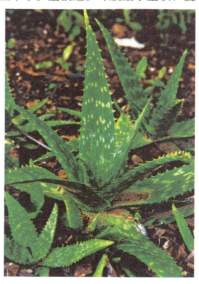

【生境及分布】我国各地普遍栽种。以温暖湿润气候和肥沃疏松、排水良好的砂质土壤栽培为宜。

【药用部位及采收】药用新鲜叶或叶的液汁浓缩干燥物。新鲜叶片全年可采收，割取叶片，收集其流出的液汁，至锅内熬成稠膏，倾入容器，冷却凝固备用。

【性能功效】芦荟叶：味苦、涩，性寒。泻火，解毒，化瘀，杀虫。芦荟：味苦，性寒。泻下，清肝，杀虫。

【单方验方】芦荟叶：1.治肝火目赤肿痛：芦荟鲜叶15g，水煎服。2.治咳嗽痰血：芦荟鲜叶15~20g，水煎服。

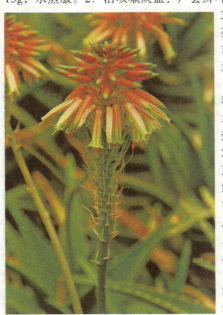

3.治百日咳：鲜芦荟叶捣烂绞汁，取1茶匙，加蜂蜜适量，顿服。

芦荟：1.治热积便秘：芦荟20g，水煎服。2.治肺热、肺燥咳嗽：芦荟20g，果上叶30g，水煎服。3.治烫伤：鲜芦荟适量，捣烂取汁外搽患处。4.治皮炎瘙痒：芦荟切片外搽或取汁外涂患处。

【药膳】新鲜叶片洗净，开水余后凉拌、炒熟食用，或榨汁饮服。

【园艺价值】做地被或绿雕塑观赏。观叶类。2~4月还可观赏橙红色花。

【主要化学成分】芦荟含芦荟大黄素苷，芦荟泻素蒽酚或芦荟泻素蒽酮；尚含对香豆酸，少量 α-葡萄糖，多种氨基酸及微量挥发油等。

【现代研究】药理研究显示，芦荟能促进大肠蠕动而有泻下作用；还有促进创伤愈合，抑制大肠杆菌、绿脓杆菌、须发癣菌等，抑制肉瘤 S_{180} 和艾氏腹水癌的生长，缩短凝血时间，促进胃液分泌，抗肝损伤及胃损伤，保护皮肤等作用。临床上用于治疗烧烫伤、蛔虫病，痤疮，黄褐斑和银屑病等。

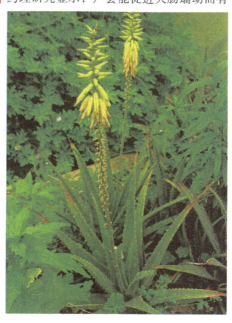

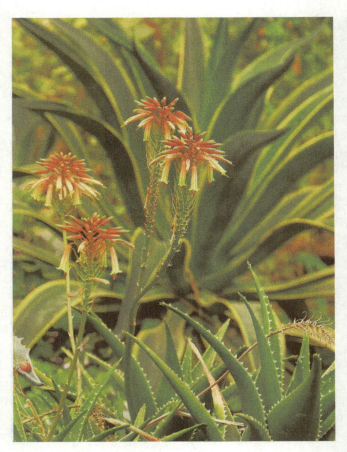

9 玉 竹

【别名】葳蕤，萎蕤。

【医籍记载】《本经》："主中风暴热，不能动摇，跌筋结肉，诸不足。"

【来源】百合科植物玉竹*Polygonatum odoratum* (Mill.) Druce。

【形态特征】多年生草本，高45~60cm。地下根茎横走，黄白色。茎单一，自一边倾斜，光滑无毛，具棱。叶互生于茎的中部以上，无柄，叶片略呈革质，椭圆形或狭椭圆形，先端钝尖或急尖，基部楔形。腋生花1~2朵，白色；先端6片；雄蕊6枚，子房上位。浆果球形。

【生境及分布】生于海拔500~2500m的林下山石上或荫蔽山谷中。喜阴湿环境。分布于我国西南及浙江、江西、台湾、湖南、广西等地。

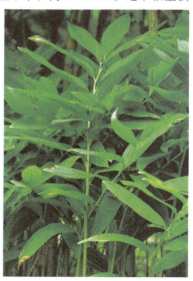

【药用部位及采收】药用根茎。春、秋季均可采挖，除去茎叶、须根及泥土，晾晒至表面有黏液渗出，轻撞去毛，分开大小，揉搓，再晾晒，反复多次，至柔润光亮，再晒干备用。

【性能功效】味甘、苦，性平。益气养阴，舒筋通络。

【单方验方】1. 治体虚咳嗽：玉竹50g，一朵云30g，炖鸡，吃肉喝汤。2. 治虚弱多汗：玉竹、岩白菜、百尾笋各30g，水煎服。3. 治老年夜尿多：玉竹、大夜关门各30g，水煎服。4. 治月经不调：玉竹、对叶莲、马蹄当归各30g，加甜酒与水一同煎服。

【药膳】鲜根茎洗净，炖鸡、炖肉、炒熟或做汤食用。

【园艺价值】做地被或草坪观赏。观叶类。5~6月观赏白色花。

【主要化学成分】玉竹根茎含铃兰苦苷，铃兰苷，黄精螺甾醇，黄精螺甾醇苷及黄精呋甾醇苷；另含 β-谷甾醇，山萘酚苷，槲皮素苷，玉竹黏多糖，黏液质，淀粉，维生素D及矿物质元素钙、镁、钾、磷、锰、硅等。

【现代研究】药理研究显示，玉竹有预防甘油三酯上升，增强体液免疫和巨噬细胞的吞噬功能，降血糖，清除自由基等作用；还对金黄色葡萄球菌、变形杆菌、痢疾杆菌、大肠杆菌等有抑制作用。临床上用于治疗糖尿病，高血压病，高脂血症，神经衰弱和冠心病心绞痛等。

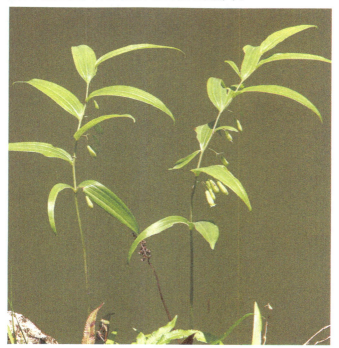

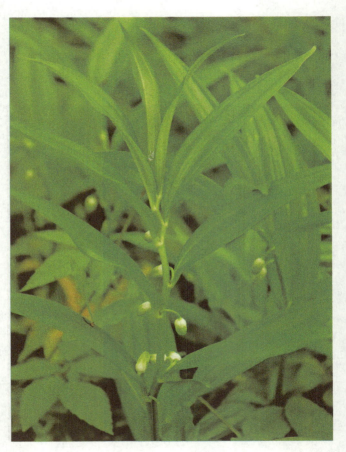

10 天 冬

【别名】天门冬，多儿母。

【医籍记载】《本经》："主诸暴风湿偏痹，强骨髓，杀三虫，去伏尸。"

【来源】百合科植物天门冬 *Asparagus cochinchinensis* （Lour.）Merr或同属植物羊齿天门冬*A. filicimcs* Buch.-Ham ex D. Don等。

【形态特征】多年生攀援草本，全体光滑无毛。块根肉质，丛生，长椭圆形或纺锤形，长4~10cm，灰黄色。茎细扭曲，长1~2m，多分支，具棱；叶状枝通常2~4枝，簇生，扁平，先端刺针状。花1~3朵簇生于叶腋，下垂，单性，雌雄异株；花被6片；雄蕊6枚，花药呈"丁"字形；子房3室，柱头3枚。浆果

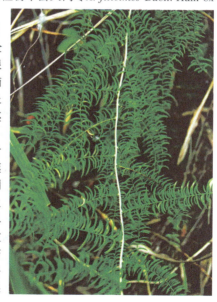

球形，熟时红色，种子1粒。花期5~7月，果期8~10月。

【生境及分布】生于阴湿的山野林边或丘陵、灌木丛中。喜温暖湿润气候，以湿润、肥沃而排水良好的砂质土壤、腐殖土栽培为宜。分布于西南、华南、华东、中南等地区。

【药用部位及采收】药用块根。秋冬季采取，洗净泥土，除去须根，大小分开，入沸水中煮或蒸至外皮剥落时为度，捞出至清水中，洗净，微火烘干备用。

【性能功效】味甘、苦，性寒。滋阴，润燥，清肺，降火。

【单方验方】1. 治咳嗽：天冬15~20g，加冰糖少许，水煎服，1日3~4次。2. 治夜盲、体弱痨咳：天冬60g，水皂角30g，炖肉吃。3. 治疝气肿痛：鲜天冬（去皮）15~30g，乌药8g，水煎，临服加酒少许为引。4. 治心烦：天冬、麦冬各15g，水杨柳9g，水煎服。

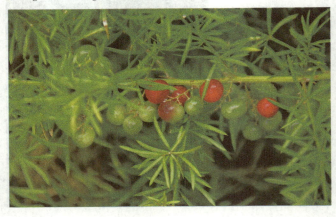

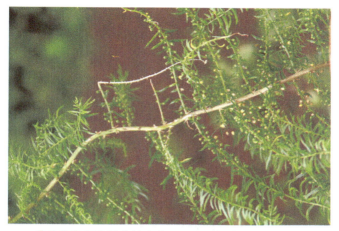

【药膳】鲜块根蒸熟去皮，晒干，炖肉食用。

【园艺价值】做地被、地栽或攀援观赏。观叶类。8~10月观赏灰色或黑色果。

【主要化学成分】块根含天门冬酰胺，瓜氨酸，丝氨酸，苏氨酸等，以及β-谷甾醇，5-甲氨基甲基糠醛，葡萄糖，果糖，蔗糖，天门冬苷，天门冬多糖等。

【现代研究】药理研究显示，天冬有明显抗心肌缺血和抗心肌梗死作用，能加速坏死肝细胞的修复和再生，胆红素和尿素代谢功能能较快恢复正常。天冬煎剂对甲型、乙型溶血性链球菌，金黄色葡萄球菌，白喉杆菌，枯草杆菌等有抑制作用；还有降胆固醇、降血糖及祛痰止咳、抗癌等作用。临床上用于治疗肺结核咳嗽，百日咳，心律失常和糖尿病等。

11 宝铎草

【别名】百尾笋，竹林霄。

【医籍记载】《天宝本草》："补脾，润肺，壮筋。治肠风下血、痔。"

【来源】百合科植物宝铎草 *Disporum sessile* (Thunb.) D. Don。

【形态特征】多年生草本，高达30~80m。根茎肉质，横走。茎直立，上部有叉状分支。叶互生，有短柄或无柄；叶片薄草质至纸质，椭圆形、卵形至披针形，先端渐尖，有横脉。花钟状，黄色、淡黄色或绿黄色，1~4朵生于分支顶端；雄蕊内藏。浆果椭圆形或球形，黑色，种子3粒。花期夏季。

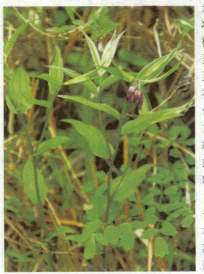

【生境及分布】生于海拔600~2500m的林下或灌木丛中。喜阴凉湿润环境，以疏松、肥沃的砂质土壤生长为

宜。分布于我国华东、中南和西南等地。

【药用部位及采收】药用根茎和根。夏秋季采收，除去

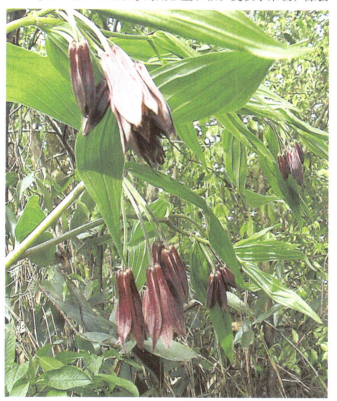

茎叶、须根及泥土，晾晒干燥备用。

【性能功效】味甘，淡，性平。润肺止咳，健脾消食，舒筋活络，清热解毒。

【单方验方】1．治咳嗽痰中带血：宝铎草15g，蒸冰糖服。2．治肺热咳嗽：宝铎草、天冬、百部、枇杷叶各15g，水煎服。3．治骨折损伤：宝铎草、水冬瓜、野葡萄根、泽兰，加酒，共捣烂，包患处。4．治烧伤、烫伤：宝铎草适量，熬膏外涂。

【药膳】鲜嫩茎叶及根洗净，开水余后凉拌，炒熟做汤食用。干燥根茎用温水泡后可以炖汤食用。

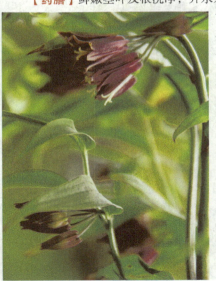

【园艺价值】做地栽或盆栽观赏。5~7月观紫色花。8~10月观黑色果。

【现代研究】药理研究显示，宝铎草有一定程度的强心作用。临床上用于治疗感冒咳嗽，支气管炎，肺结核咳嗽，跌打损伤，骨折和烧烫伤等。

12　金针菜

【别名】黄花菜，黄花菜根，萱草。

【医籍记载】《本草拾遗》："（根）治砂淋，下水气。主酒疸黄色通身者，捣绞汁服。"《本草纲目》："（花）消食，利湿热。"

【来源】百合科植物黄花菜Hemerocallis citrina Baroni。

【形态特征】多年生草本，高30~65cm。具有短的根茎和肥大的肉质纺锤形块根。叶基生，排列成2列；叶片条形，全缘，中脉于叶下面突出。花茎自叶腋抽出，茎顶分支开花，花柠檬黄色，人工栽培者花色较淡，具有淡淡的清香味；花被6片；雄蕊6枚，伸出。蒴果钝三棱状椭圆形。种子黑色，有棱，约20粒。

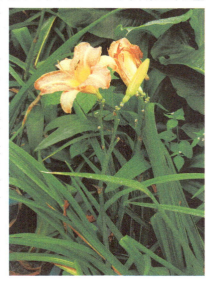

【生境及分布】生于海拔2000m以下的山坡、山谷和荒地，

有栽培。分布于我国河北、陕西、甘肃、山东、河南、湖北、湖南、贵州和四川等地。

【**药用部位及采收**】药用花、根。根：秋季采挖，除去残留茎叶，洗净，切片，晾晒干燥备用。花：花开前期或初开时分批采摘，阴干备用。

【**性能功效**】根：味甘，性凉；有毒。清利湿热，凉血解毒，消肿。花：味甘，性凉。凉血解毒，清热利湿，宽胸解郁。

【**单方验方**】花：1. 治毒蛇咬伤：金针菜、百部、苦参各适量，醋少许，捣烂外敷。2. 治痔疮出血：金针菜30g，红糖适量，煮熟，早饭前1小时服，连服3~4天。

根：1. 治咯血：金针菜根、血盆草各30g，水煎服。

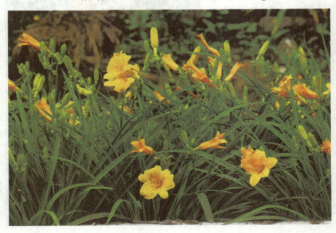

2．治乳汁不足：金针菜根、无花果各30g，炖猪蹄服。3．治风火牙痛：金针菜根适量，水煎煮鸭蛋服。4．治热毒疔疮：金针菜根、龙葵各适量，捣烂外敷。

【药膳】鲜花蕾采后洗净，开水氽后凉拌，或做汤，或炒熟食用。花干燥后温水浸泡、洗净，食用同鲜品。生食有小毒，不宜过量食用。

【园艺价值】做地被、花坪、盆栽或切花观赏。观花类。5~7月观橘红色花。

【主要化学成分】黄花根含大黄酚，黄花蒽醌，美决明子素甲醚，芦荟大黄素，大黄酸等；全草含萱草根素。

【现代研究】药理研究显示，黄花有抗菌，抗血吸虫作用和轻微毒性；花有明显的镇静作用。临床上用根治疗水肿，黄疸型肝炎，淋病，消化道溃疡吐血、便血，肺炎咳嗽，流行性腮腺炎，急性咽喉炎和皮肤感染、痈疖等。

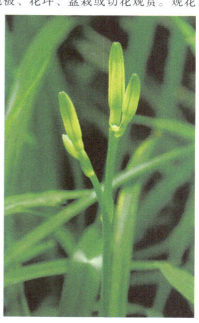

13 黄 精

【别名】老虎姜，山姜。

【医籍记载】《日华子本草》："补五劳七伤，助筋骨，生肌，耐寒暑，益脾胃，润心肺。"

【来源】百合科植物黄精 *Polygonatum sibiricum* Delar. ex Redoute，多花黄精 *P. crytonema* Hua，滇黄精 *P. kingianum* Coll. et Hemsl.。

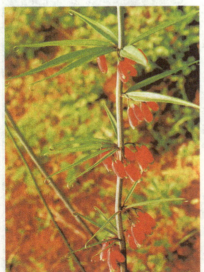

【形态特征】多年生草本，高45~90cm。地下根茎横走，肥大、肉质，黄白色，略扁，有数个茎痕，少数须根。茎直立，圆柱形，单一。叶无柄，通常4~5片轮生；叶片线状披针形至线形，先端渐尖或卷曲。花腋生，下垂，花被白色；先端6齿裂；雄蕊6枚；雌蕊1枚。浆果球形，紫黑色。花期5~6月，果期7~9月。

【生境及分布】生于荒山坡、杂木林下或路边草丛中。分布于我国南方各地。

【药用部位及采收】药用根茎。春、秋季均可采挖，以秋季采收为佳。挖取根茎，除去茎叶、须根及泥土，洗净，置蒸笼内蒸至呈油润时，取出，晒干或烘干备用。

【性能功效】味甘，性平。益气润肺，解毒止痒。

【单方验方】1. 治肺痨咳嗽：黄精、矮地茶、地瓜藤各50g，炖肉吃。2. 治久咳虚喘：黄精、大毛香、倒扎花各30g，水煎服。3. 治风湿痹痛：黄精、九龙藤各适量，捣烂调酒外敷。4. 治脚癣湿痒：黄精、爬岩姜、大蒜各30g，酒、醋各半浸泡，外搽患处，每日数次。

【药膳】鲜根茎、嫩茎及花采后，洗净，根茎炖肉，嫩

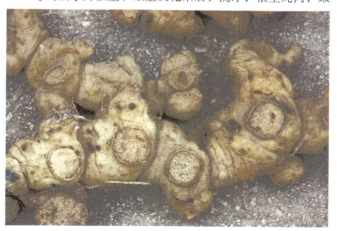

茎清炒或做汤食用。

【园艺价值】做地栽、盆栽或切花观赏。观花和观叶类。5~7月观白色花。

【主要化学成分】黄精含黏液质，淀粉，黄精多糖，黄精低聚糖，粗多糖，黄精苷和赖氨酸等氨基酸。

【现代研究】药理研究显示，黄精有提高机体免疫功能，增加心率，降血脂及抗动脉粥样硬化，降血压，扩张冠状动脉，抗心肌缺血，改善微循环的作用；还能抗衰老，降血糖，抗菌，抗病毒，抗疲劳，提高机体耐缺氧能力等。临床上用于治疗高血压病，冠心病，高脂血症，放射线治疗（简称"放疗"）、化学药物治疗（简称"化疗"）所致的白细胞减少，老年便秘，足癣，体癣，失眠和肺结核咯血等。

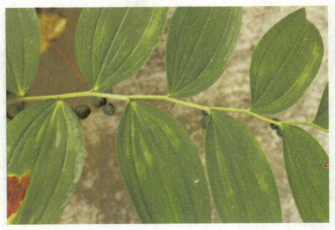

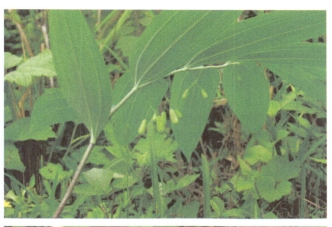

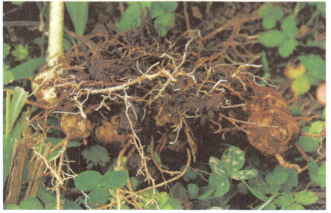

14 香 菇

【别名】香蕈。

【医籍记载】《日用本草》："益气，不饥，治风破血。"

【来源】侧耳科植物香蕈 *Lentinus edodes* (Berk.) Sing.。

【形态特征】菌盖径可达10cm。表面黑褐色，有不规则的裂纹；下面有许多分叉的菌褶。菌柄弯生，白色。盖膜为绵毛状，盖开展后，仅在柄的上部留存毛状的痕迹。

【生境及分布】多人工栽种，亦有野生。我国浙江、安徽以及长江以南各地均有分布。

【药用部位及采收】药用子实体。全年可采收，除去泥

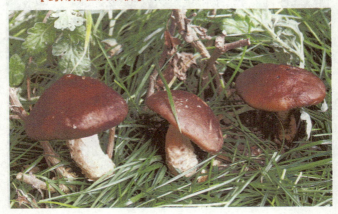

沙及杂质，洗净，晒干备用。

【性能功效】味甘，性平。补脾益气，除痘疹，降血脂。

【单方验方】1. 治白细胞降低：香菇30g，水煎代茶饮，常服。2. 治胃胀、腹痛：香菇20g，蜘蛛香10g，水煎服。3. 治久病后体虚：香菇20g，四叶沙参、大玉竹各30g，炖猪瘦肉，吃肉喝汤。4. 治风疹、麻疹不透：香菇、胡荽各10g，水煎服又外洗。

【药膳】鲜子实体洗净，炒菜、炖食或做汤、入火锅煮后食用。干品温水浸泡后与鲜品食用方法相同。

【主要化学成分】子实体含有蛋白质，脂肪，粗纤维，多种维生素，氨基酸和无机元素等。

【现代研究】药理研究显示，香菇有降低血清脂质，增强机体免疫力，抗衰老，抗肿瘤等作用。主要用于制作高蛋白低脂肪的保健食品。

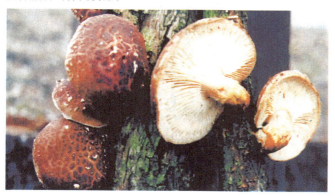

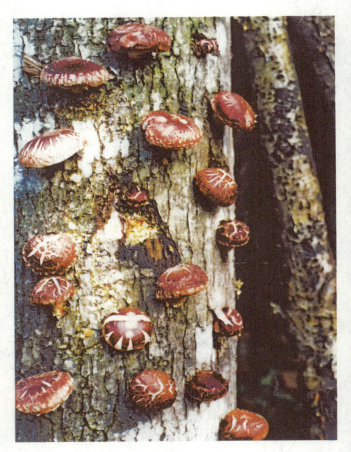

15 蘑 菇

【别名】蘑菰，鸡足蘑菇。

【医籍记载】《医学入门》："悦神，开胃，止泻，止吐。"

【来源】蘑菇科真菌双孢蘑菇 *Agaricus bisporus* (Lange) Sing.。

【形态特征】菌盖宽3～13cm，扁半球形至平展，不黏，光滑，白色或近白色；菌肉厚，白色；柄与菌盖同色，近圆柱形，内部松软，菌环以下有丝状纤毛或毛状鳞片；菌环生于柄中部，白色，膜质；菌褶离生，稍密至稠密，近白色，后变为粉红色，最后变为黑褐色；孢子椭圆形，光滑，深紫褐色。

【生境及分布】我国各地均有栽种。春末及冬初单生或

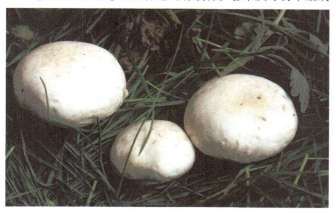

群生于草地、路旁、田野、堆肥场及林间空旷地。适宜生长的酸碱度为pH值6.5~7.0，为好气性真菌，菌丝体和子实体均能在黑暗中生长。

【药用部位及采收】药用子实体。蘑菇在现蕾后5~7天采收，晒干备用。

【性能功效】味甘，性凉。补脾益肺，化痰。

【单方验方】1. 治脾虚体倦、食少：蘑菇适量，与鸡肉或猪肉炖熟，加盐适当调味食用。2. 治肺虚咳嗽：鲜蘑菇适量洗净，煎汤饮服。

【药膳】鲜子实体洗净，炒或做汤食用。干品温水浸泡后食用同鲜品。

【主要化学成分】子实体含挥发性成分3-辛酮，无机元素磷、钙、镁、钾、铜、猛、锌、铁等，还含磷脂，甘油酯，亚油酸，甾醇，原维生素D$_2$等化合物。

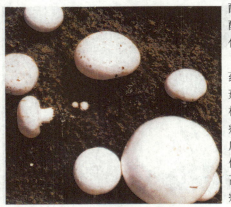

【现代研究】药理研究显示，蘑菇有抗肿瘤活性，机体非特异性免疫促进等作用。临床上用于治疗久病体弱，消化不良，高血压病，小儿麻疹等。

16　猴头菌

【别名】猴头菇，猴菇。

【医籍记载】《我国中草药汇编》："利五脏，助消化。治消化不良，神经衰弱，身体虚弱。"

【来源】齿菌科真菌猴头菌*Hericium erinaceus* (Bull. ex Fr.) Pers.，珊瑚状猴头菌*Hericium coralloides* (Scop. ex Fr.) Pers. ex Gray。

【形态特征】猴头菌：子实体单生，椭圆形至球形，常常纵向伸长，两侧收缩成团块状。悬于树干上，少数座生，纵径5～20cm，最初肉质，后变硬。新鲜时白色，有时带浅

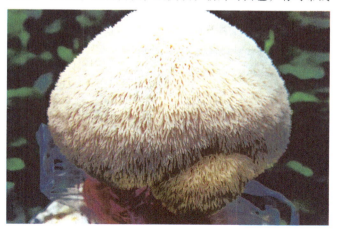

玫瑰色，干燥后黄色至褐色。菌刺长2~6cm，粗1~2mm，针形，末端渐尖，直或稍弯曲，下垂，单生于子实体表面，下部、上部刺退化或发育不充分。菌丝薄壁，具隔膜，有时具锁状联合。菌丝直径10~20μm。囊状体内有颗粒状物，直径10μm左右。孢子近球形，无色，光滑，含有1个大油滴。

珊瑚状猴头菌：子实体肉质，通常有数个软而韧的短小主枝，各主枝又多次分支，形似珊瑚，长10~30cm，主枝基部有时愈合成块。整个子实体鲜时纯白色，干后变硬，浅黄色。主枝和分生枝上生有菌刺。在分生枝上更为稠密。菌刺圆锥形，锐尖，长5~15mm。菌丝有锁状联合，孢子近球形，无色，光滑，含1个油滴。

【生境及分布】猴头菌生于栎等阔叶树干、腐木上。分布于我国东北、华北、西南及甘肃、上海、浙江、河南、广西、西藏等地。珊瑚状猴头菌生于云杉、冷杉等的枯腐木上。分布于黑龙江、吉林、内蒙古、新疆、四川、云南、西藏等地。

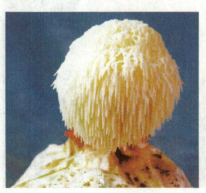

【药用部位及采收】药用子实体。全年可采收，除去泥沙及杂质，洗净，晒干备用。

【性能功效】味甘，性平。健脾养胃，安神，抗癌。

【单方验方】1. 治

脾虚食少，消化不良：猴头菌60g，温水浸泡后，切成薄片，水煎服，每日2次，黄酒为引。2．治胃溃疡：猴头菌30g（干品），水煮食用，每日2次。3．治病后体弱：猴头菌20g，温水浸泡后，切成薄片，与母鸡炖，吃鸡喝汤。

【药膳】鲜子实体洗净，炒菜、炖汤或做罐头食用；干品使用前温水浸泡，用法同鲜品。

【主要化学成分】子实体中含有猴头菌酮A，猴头菌碱，植物凝集素；干燥品含蛋白质、脂质、纤维、葡聚糖和麦角甾醇等。

【现代研究】药理研究显示，猴头菇有增强免疫功能，

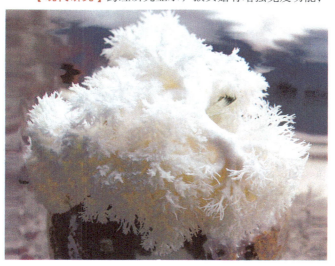

抑制肿瘤，抗溃疡，降血糖和延缓衰老等作用。临床上用于治疗体质虚弱，老年久病和消化功能减退等。

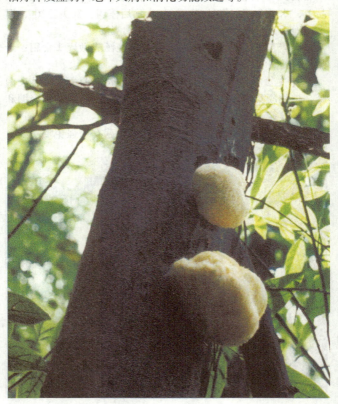

17 野草香

【别名】木姜花。

【医籍记载】《贵州草药》："清热，解毒，解表。"

【来源】唇形科植物野草香 *Elsholtzia cypriani* (Pavol.) C. Y. Wu et S. Chow。

【形态特征】多年生直立草本。茎直立，四棱形，带紫红色，密被细短柔毛，上部有对生的分支。叶对生。叶片椭圆形，先端尖，基部楔形，边缘有锯齿，两面密被细短柔毛。花小，排成紧密的穗状花序；花萼管状钟形；花冠玫瑰红色；雄蕊4枚。小坚果长圆状椭圆形，直立，光滑。花期8~10月，果期9~11月。

【生境及分布】生于向阳的田边、路旁、河谷岸边、林中或林边草地，或栽种。分布于贵州大部分地区及华南、西南地区。

【药用部位及采收】药用全草。夏秋季采收，拔起全株，除去泥沙，洗净，晒干备用。

【性能功效】味辛，性凉。清热解毒，解表。

【单方验方】1. 治瘰疬痰核肿痛：野草香、女贞叶尖各30g，水煎内服又外搽。2. 治伤风感冒：野草香15g，生姜3片，水煎服。3. 治疔疮：野草香、豆豉各适量，捣烂外敷。4.治鼻塞：野草香适量，揉烂塞鼻。4. 治伤风感冒：野草香15g，生姜3片，水煎服。

【药膳】鲜茎叶洗净，开水余后凉拌，或烫入火锅、炒熟食用；或做食品调料。

【园艺价值】做地栽、盆栽观赏。观叶类。

【主要化学成分】新鲜植株含挥发油，主要成分有 β-去氢香薷酮，反式丁香烯和 β-金合欢烯等。

【现代研究】临床上用野香草治疗感冒，鼻窦炎，风湿病关节疼痛，痢疾，疟疾和神经性皮炎等。

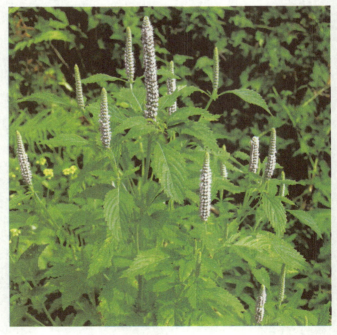

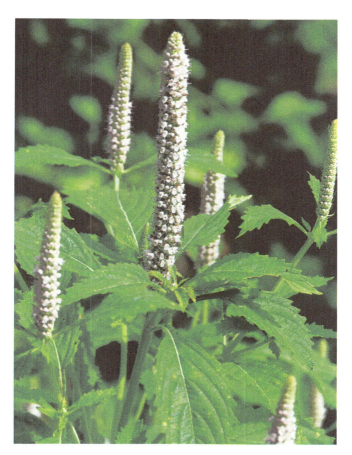

18 薄荷

【别名】香薄荷，薄荷叶。

【医籍记载】《新修本草》："主贼风伤寒，发汗，恶气心腹胀满，霍乱，宿食不消，下气。"

【来源】唇形科植物薄荷*Mentha haplocalyx* Briq.。

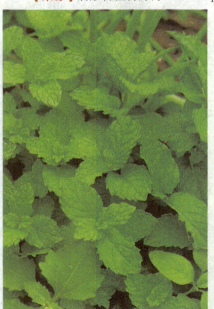

【形态特征】多年生草本，全株有芳香味；茎直立，高30~80cm，具匍匐的根茎，茎锐四棱形，多分支。单叶对生；叶片披针形、卵状披针形、长圆状披针形至椭圆形，先端锐尖或渐尖，基部楔形至近圆形，侧脉5~6对，上面深绿色，下面淡绿色，两面具柔毛及黄色腺鳞。轮伞花序腋生；总梗上有小苞片数片，线状披针形；花萼管状钟形，萼齿5枚；花冠淡紫色至白色，冠檐4片；雄蕊4枚，前对较长，常伸出花冠外或包于花冠筒内；花柱略超出雄蕊，先端近相等2浅裂，裂片钻形。小坚果长卵球形，黄褐色或淡褐色，具小腺窝。花期7～9月，果期10～11月。

【生境及分布】生于小沟旁，路边及山野湿地。喜温暖湿润气候，以肥沃的砂质壤土、黏质壤土栽种为佳。分布于我国华北、华东、华中、华南及西南各地。

【药用部位及采收】药用地上部分。第一次在小暑至大暑间，第二次在寒露至霜降间采收，割取全草，除去泥沙，洗净，晒干备用或鲜用。

【性能功效】味辛，性凉。宣散风热，清头目，透疹。

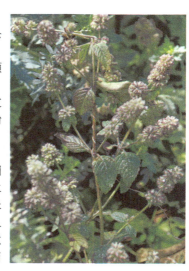

【单方验方】1. 预防中暑：薄荷、鲜荷叶、绿豆衣各10g，西瓜皮30g，水煎代茶饮。 2. 治夏季痱子、疔疮：薄荷、艾叶各50g，煎水沐浴。3. 治感冒发热头痛、咽喉肿痛：鲜薄荷15g，加水100ml，纱布绞汁；粳米50g，煮粥，粥成后加入薄荷汁及白糖适量，再煮开，1次服完。4. 治头痛目赤：薄荷3g，茶叶5g，开水冲服；或加糖适量调味，频服。

【药膳】鲜茎叶洗净，开水氽后凉拌，或烫入火锅、炒熟食用；或做食品调料。

【园艺价值】做地栽、盆栽或地被观赏。观叶类。

【主要化学成分】薄荷地上部分含挥发油，油中主要为I-薄荷醇（I-menthol）、I-薄荷酮（I-menthone）及薄荷酯类等；还含黄酮类成分，有机酸，迷迭香酸，咖啡酸及多种氨基酸等。

【现代研究】药理研究显示，薄荷有兴奋中枢神经及发汗解热，皮肤刺激，抗炎，驱虫，肠管解痉，抗早孕，保肝利胆，祛痰，抑制病毒及抑制多种细菌的作用。临床上用于治疗感冒，慢性荨麻疹，急性乳腺炎，急性结膜炎，低血钾症，湿疹和过敏性皮炎等。

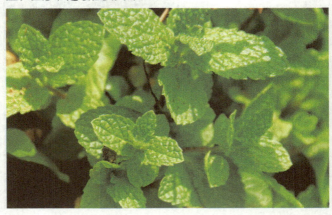

19 鱼香菜

【别名】土薄荷，鱼香草。

【医籍记载】《分类草药性》："去风，明目，散痰，清气。"

【来源】唇形科植物留兰香*Mentha spicata* L.。

【形态特征】多年生草本，高30～50cm，全株疏被短毛。茎四棱，直立或斜生，略分支。单叶对生，椭圆形或卵状短圆形，边缘具锯齿，两面均疏被短毛，基部近于心形或钝形。穗状花序顶生。小坚果卵球形，表面光滑。

【生境及分布】野生于山野，有栽种。分布于贵州、四川、云南及长江以南地区。

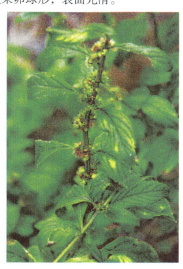

【药用部位及采收】药用茎叶。5～6月采收，割取地上部分，除去泥沙及杂质，洗净，晒干备用。

【性能功效】味辛，性凉。祛风解表，解毒消肿。

【单方验方】1.治风热感冒：鱼香菜、清明菜、土升麻各10g，水煎服。2.治疗疮疼痛：鲜鱼香菜、野草香各适量，捣烂外敷。3．鼻衄出血：鲜鱼香菜适量，捣烂取汁，滴入鼻内。4．治皮肤瘙痒：鲜鱼香菜，加适量食盐、明矾，水煎，取汁洗浴患处，每日1次。

【药膳】鲜嫩茎叶洗净，做食品调料，或烫入火锅煮后食用。

【园艺价值】做地栽、盆栽或地被观赏。观叶类。

【主要化学成分】鱼香菜含挥发油，从中分得左旋α-蒎烯，左旋α-水芹烯等。

【现代研究】临床上用于治疗湿疹、风疹皮肤瘙痒，感冒发热，鼻出血和化脓性毛囊炎等。

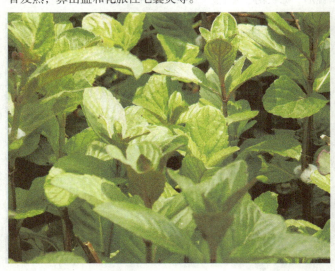

20 白 苏

【别名】荏子，白苏子。

【医籍记载】《名医别录》："主咳逆，下气，温中补体。"

【来源】唇形科植物白苏*Perilla frutescens* (L.) Britt.。

【形态特征】一年生草本，高50～200cm。茎直立，钝四棱形，具4槽，密被长柔毛。叶对生，叶片阔卵形或圆形；先端短尖或突尖，基部圆形或阔楔形，边缘在基部以上有粗锯齿，两面绿色或紫色，上面被疏柔毛。轮伞状花序，有花2朵；花梗密被柔毛；花萼钟形，10片；花冠唇形，通常白色；雄蕊4枚，前对稍长；花柱先端2浅裂。小坚果近球形，具网纹。花期8～10月，果期8~12月。

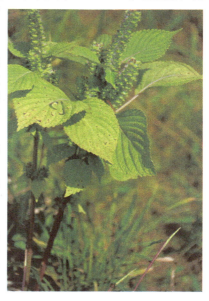

【生境及分布】我国大部分地区有栽种，或逸为野生。喜温暖湿润气候，以排水良好、疏松肥沃的砂质土壤栽培为佳。分布于河北至长江流域以南地区。

【药用部位及采收】药用果实。秋季果实成熟时采收，割取全草，打下果实，除去果皮和杂质，洗净，晒干备用。

【性能功效】味辛，性温。降气祛痰，润肠通便。

【单方验方】1. 治痰饮咳嗽：白苏9~15g，陈皮9~15g，水煎服。2. 预防感冒：白苏6g，青蒿、马兰、连钱草各9g，水煎服。

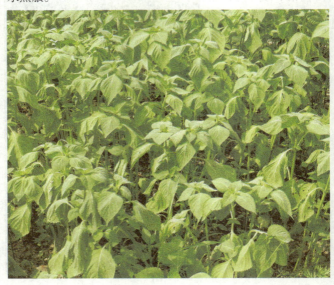

【药膳】鲜嫩茎叶洗净，干燥，炒、凉拌、煮汤食用，或用做食品调料。果实可做食品调料使用。

【主要化学成分】果实含左旋紫苏醛，白苏烯酮，松茸醇，左旋芳樟醇和脂肪油等。

【现代研究】药理研究显示，白苏有调节血脂，抑制肿瘤，抗血栓等作用。临床上用于治疗各种感冒，急性胃肠炎，慢性气管炎痰多咳嗽等。

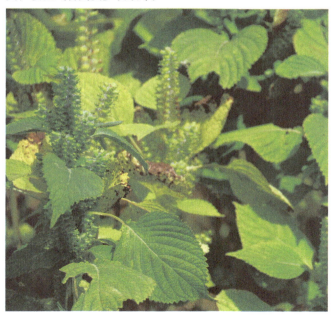

21 紫 苏

【别名】紫苏叶，苏叶，苏梗，紫苏梗，苏子，紫苏子。

【医籍记载】《本草纲目》：（叶）"行气宽中，消痰利肺，和血，温中，止痛，定喘，安胎，解鱼蟹毒。"《本草崇原》：（茎）"主宽中行气，消饮食，化痰涎。治噎膈反胃，止心腹痛。"《本草经疏》：（果实）"定喘，消痰，降气。"

【来源】唇形科植物紫苏*Perilla frutescens* (L.) Britt. var. *arguta* (Benth.) Hand.-Mazz.。

【形态特征】一年生草本，高30～200cm。全株具特殊芳香味。茎直立，多分支，紫色或绿紫色，钝四棱形，密被长柔毛。叶对生，紫红色或绿色，被长节毛；叶片阔卵形或卵状圆形；先端渐尖或突尖，基部圆形或阔楔形，边缘具有粗锯齿，两面紫色或仅下面紫色；侧脉7～8对。轮伞花序，由2朵花组成，偏向一侧呈假总状花序；花萼钟状，顶端5枚齿；花冠唇形，白色或紫红色；雄蕊4枚，2强；子房4

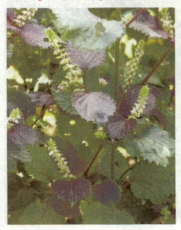

裂，花柱基底着生。小坚果近球形，灰棕色或褐色。花期6~8月，果期7~9月。

【生境及分布】我国大部分地区均有栽种。喜温暖气候，在排水良好、疏松肥沃的砂质土壤中生长良好。

【药用部位及采收】药用叶片、茎和果实。茎叶：于9月上旬枝叶茂盛花序刚长出时采收，放在通风阴凉处干燥，摘下茎叶，备用。果实：秋季果实成熟时采收，割取全草或果穗，打下果实，除去杂质，洗净，晒干备用。

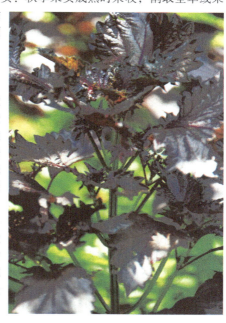

【性能功效】

叶：味辛，性温。散寒解表，宣肺发表，行气宽中，安胎。茎：味辛，性温。理气宽中，安胎，和血。果实：味辛，性温。降气，消痰，平喘，润肠。

【单方验方】

叶：1．治感冒发热：紫苏叶、防风、川芎各5g，陈皮3g，甘草2g，生姜3片，水煎服。

2．治胸闷呕吐：紫苏叶10g，陈皮6g，生姜3g，水煎服。
3．治咳嗽：紫苏叶4~6g，生姜4g，杏仁、陈皮各6g，水煎服。4．治恶疮、疥癣：鲜紫苏叶适量捣烂，局部外敷。

茎：1．治感冒伤寒胸闷呕吐、饮食不下：紫苏梗、大腹皮、旋覆花、茯苓各9g，陈皮12g，半夏4.5g，适量生姜、大枣，水煎服。2．治孕妇胎气不和，胸闷恶心：紫苏梗、半夏各10g，陈皮5g，生姜3片，水煎服。3．治吐血、衄血：紫苏茎叶6g，白茅根6~9g，研末，水煎取汁，调生蒲黄6g服。

果实：1．治气喘咳嗽痰多：紫苏子、白芥子、莱菔子各等量，装绢袋内煎汤，代茶饮服。2．治久咳失音：紫苏子60g，苦杏仁10枚，诃子1枚，共研末，每次3g，生姜汤调下。3．治便秘：紫苏子、火麻仁各等量，研烂，水滤取汁，煮粥食之。4．治腹胀食少：紫苏子（微炒）20g，桂心（研末）3g，水煎取汁，煮粥热服。

【药膳】鲜嫩茎叶洗净，炒、凉拌、煮汤食用；或用做食品调料。种子可做食品调味料使用。

【主要化学成分】紫苏叶含有特殊香气的挥发油和左旋柠檬烯，α-派烯、紫苏醇，二氢紫苏醇，榄香素及紫苏红色素等。地上部分含紫苏酮，白苏烯酮，紫苏烯，亚麻酸乙酯和亚麻酸等。果实含蛋白质，油类，脂肪酸，亚麻酸和亚油酸等。

【现代研究】药理研究显示，紫苏叶能促进消化液分泌，增进胃肠蠕动，减少支气管黏膜分泌物，缓解支气管痉挛，抑制大肠杆菌、痢疾杆菌、葡萄球菌，止血，收缩血管及促进内凝血而致血栓形成等作用。茎有孕激素样作用，干扰素诱导作用等。果实有抗癌，延长中风后生存时间等作用。临床上叶用于治疗各种感冒，急性胃肠炎，妊娠呕吐，寻常疣，慢性气管炎和过敏性皮炎等。茎用于治疗各种感冒，妊娠呕吐，慢性气管炎久咳咯血和消化不良饮食减少等。果实用于治疗各种咳嗽，急性气管炎，慢性气管炎，便秘和消化不良等。

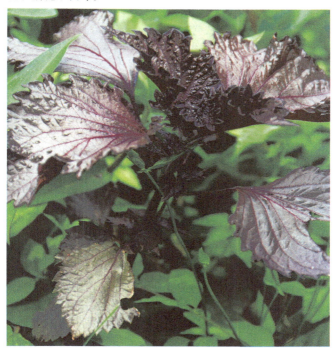

22 铁苋菜

【别名】海蚌含珠。

【医籍记载】《草木便方》："止泻痢，治虚热，牙痛腮肿，二便热结。"

【来源】大戟科铁苋菜 *Acalypha australis* L.。

【形态特征】一年生草本。高10～40cm。茎细长，多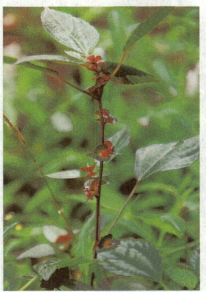分支。叶互生，纸质，有柄；叶片椭圆形，或卵状菱形，先端尖，基部楔形，边缘有钝齿，两面均粗糙。穗状花序腋生，单性，雌雄同序；雄花多数生于上部，花萼4片，裂片镊合状；雌花生于基部，萼片3片。花期5～7月，果期6～7月。

【生境及分布】生于山野路旁，土坎上。适应性较强，高山、平坝的一般土壤均可栽培。分布于我国各地。

【药用部位及采收】药用全草。春夏季采收，割取全草，除去泥沙，洗净，晒干备用。

【性能功效】味苦、涩，性凉。清热利湿，止血。

【单方验方】1．治湿热泻痢：铁苋菜、仙鹤草各20g，水煎服。2．治休息痢：铁苋菜、委陵菜各50g，水煎服。3．治哮喘：铁苋菜、山蚂蝗根各20g，水煎服。4．治尿血、便血：铁苋菜50g，水煎服。5．治外伤出血：铁苋菜适量，捣烂外包。

【药膳】鲜嫩茎叶洗净、干燥，炒、凉拌、煮汤食用。

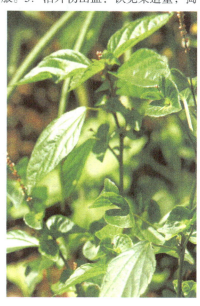

【园艺价值】做地栽、盆栽观赏。观花类。

【主要化学成分】铁苋菜全草含铁苋菜碱，黄酮，酚类和没食子酸等。

【现代研究】药理研究显示，铁苋菜有抗菌作用。临床上用于治疗细菌性痢疾，急性胃肠炎，血崩，便血，湿疹，皮炎等。

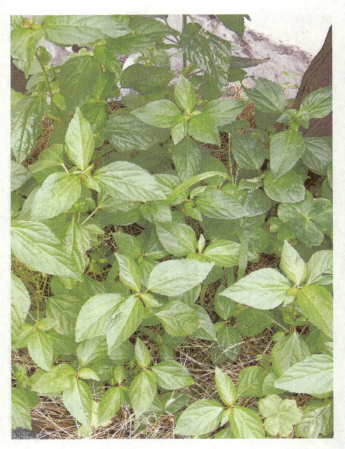

23 余甘子

【别名】青橄榄，庵摩勒。

【医籍记载】《新修本草》："主风虚热气。"

【来源】大戟科植物余甘子*Phyllanthus emblica* L.。

【形态特征】落叶小乔木或灌木，高3~8m。树皮灰白色，薄而易脱落，树皮脱落后露出大块赤红色内皮。叶互生于细弱小枝上，排列成明显的2列；叶片线状长圆形，长约1cm，先端钝。花小，黄色；单性，雌雄同株，具短柄，簇生于叶腋内。果实肉质，直径约1.5cm，圆而稍显六棱，黄绿色至黄红色。花期3~4月，果期10~11月。

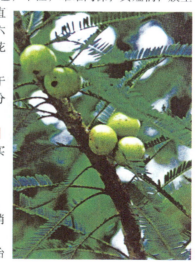

【生境及分布】生于温热带山地及河谷两岸。分布于我国西南大部分地区。

【药用部位及采收】食用或药用果实。秋季果实成熟时采收，除去杂质，洗净，鲜用或晒干备用。

【性能功效】味苦、甘，性寒。化痰止咳，消食，生津。

【单方验方】1.治

咳嗽、咽痛：余甘子20g，水煎服。2．治哮喘：余甘子、粘人花根各20g，水煎服。3．治食积饱胀：余甘子、刺梨根各15g，水煎服。4．治感冒发烧口渴：余甘子、果上叶各20g，水煎服。

【**药膳**】鲜果实洗净，盐水浸泡3～5天后即可食用。

【**园艺价值**】作为园林绿化林木、果树栽种，观叶、观果类。

【**主要化学成分**】余甘子果实含鞣质，余甘子酸，余甘子酚，黏酸和丰富的维生素C等。

【**现代研究**】药理研究显示，余甘子对葡萄球菌、伤寒杆菌有抑制作用，对动物有一定降血脂作用。临床上用于治疗感冒发热，咳嗽，咽痛，支气管哮喘等。

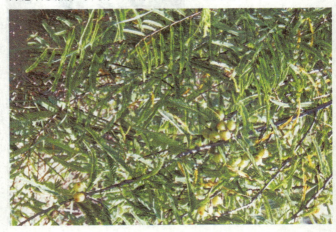

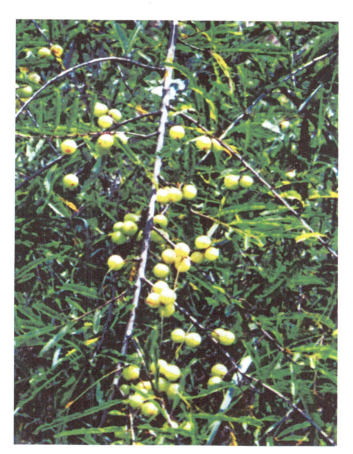

24 花 生

【别名】落花生，花生米。

【医籍记载】《本草备要》："补脾润肺。"

【来源】豆科植物花生 *Arachis hypogaea* L.。

【形态特征】一年生草本，根部有多数根瘤。茎高 30~70cm，匍匐或直立；茎、枝有棱，被棕黄色长毛。双数羽状复叶，互生，小叶4片，长圆形至倒卵形，长2.5~5.5cm，宽1.4~3cm，先端钝或有细尖突，基部渐狭，全缘。花黄色，单生或簇生于叶腋；萼管细长；花冠蝶形，旗瓣近圆形；雄蕊9枚，合生；花柱细长，顶生。荚果长椭圆形，果皮厚，革质。种子1~5粒。

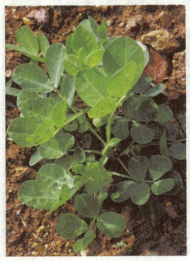

【生境及分布】贵州及我国各地均有栽培。喜温暖湿润气候，在排水良好的砂质壤土或砂土中生长良好。

【药用部位及采收】药用种子、种皮或种子油。秋末挖取成熟果实，剥去果壳，取出种子，筛净果皮和杂质，洗净，晒干备用。

【性能功效】味甘，性平。润肺补脾，养胃，生血。

【单方验方】1．治秋燥久咳、小儿百日咳：花生(去嘴尖)研细，冰糖煎汤调服。2．治脚气肿胀：生花生肉(带衣)9g，赤小豆9g，红皮枣9g。水煎，每日数次饮用。3．治产后乳少：花生90g，猪脚1只，共炖服。

【药膳】种子洗净，晒干，油炸、煮后凉拌、炖汤食用；或研末做食品调料。种子压榨的油为食用油。

【主要化学成分】花生种子含脂肪油，三萜皂苷，氨基酸，甜菜碱，胆碱，卵磷脂，氨基酸，花生碱，菜油甾醇，胆甾醇，木聚糖和维生素等。

【现代研究】药理研究显示，花生有止血，加速凝血致活酶活性等作用。种子油可做油剂注射液的溶媒，也可以作

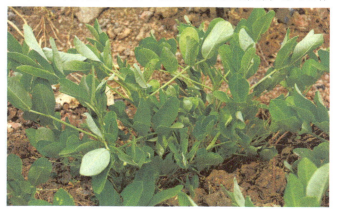

为油膏的基质。临床上用于治疗贫血，血友病出血，慢性支气管炎咳嗽，百日咳咳嗽以及冻伤等。

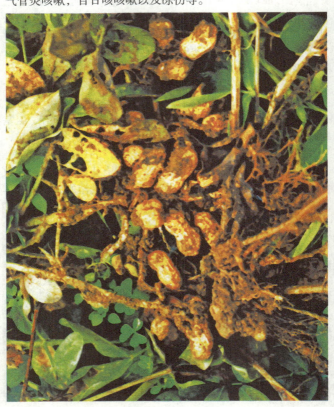

25 黄 芪

【别名】炙黄芪，口芪。

【医籍记载】《本经》："主痈疽，久败疮，排脓止痛，大风癞疾；五痔，鼠瘘；补虚，小儿百病。"

【来源】豆科植物蒙古黄芪*Astragalus membranaceus* (Fisch.) Bge. var. *mongholicus* (Bge.) Hsiao或膜荚黄芪*Astragalus membranaceus* (Fisch.) Bge.。

【形态特征】黄芪：多年生草本，高40~120cm。茎直立，有细棱，被白色长柔毛。奇数羽状复叶，互生；小叶12~18对，叶片宽椭圆形或长圆形，全缘，两面被白色长柔毛；托叶披针形。总状花序腋生；花冠黄色；花萼钟状，有白色长柔毛；雄蕊10枚。荚果膜质，膨胀，半卵圆形，基部有长柄，无毛。种子肾形，黑色。花期6~7月，果期7~9月。

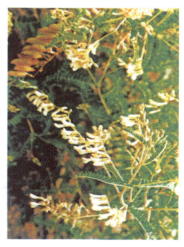

【生境及分布】生于山坡、沟旁或疏林下。喜寒凉干燥气候，以排水良好、土层深厚的的砂质土壤栽培为宜。分布于山西、黑龙江、辽宁、河北、内蒙古、吉林、陕西、甘肃、宁夏、青海和新疆等地。

【药用部位及采收】药用根。秋季采挖，将根挖出，除净泥土，切去根头部及支根，洗净，晒干后分别打捆，备用。

【性能功效】味甘，性温。益气固表，利水消肿，托毒，生肌。

【单方验方】1. 治久泻脱肛：生黄芪30g，防风15g，水煎服。2. 治气虚胎动，腹痛：糯米、黄芪、川芎各15g，水煎服。3. 治小便白浊：盐炒黄芪18g，茯苓9g，共研为末，开水送下。4. 治自汗：黄芪、防风各10g，白术20g，水煎服。

【药膳】根洗净，干燥，炖肉、炖鸡汤食用；或取适量开水泡服。

【园艺价值】做地栽、绿化或防沙固土植物栽种。

【主要化学成分】黄芪根含蔗糖，葡萄糖醛酸，黏液质，氨基酸，苦味酸，胆碱，甜菜碱和叶酸等。

【现代研究】药理研究显示，黄芪有利尿，保肝，降压，扩张血管，抑菌等作用。临床上用于治疗自汗、盗汗，中风后遗症半身不遂，肾性水肿，久泻脱肛，慢性消化不良和久病体虚等。

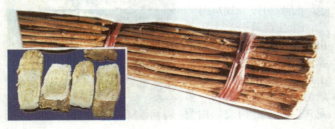

26　刀　豆

【别名】刀豆子，大刀豆。

【医籍记载】《本草纲目》："温中下气，利肠胃，止呃逆，益肾补元。"

【来源】豆科植物刀豆Canavalia gladiata (Jacq.) DC.。

【形态特征】一年生缠绕草质藤本。茎无毛。三出复叶，小叶片阔卵形或卵状长椭圆形，全缘。总状花序腋生，花稀疏，有短梗；花萼2唇形，上唇大，2片，下唇3齿；花冠淡红色或淡紫色，旗瓣圆形，翼瓣较短，龙骨瓣弯曲；雄蕊10枚，子房具短柄。荚果大而扁，边缘有龙脊，先端弯曲成钩状，内含种子10~14粒。花期6~7月，果期8~10月。

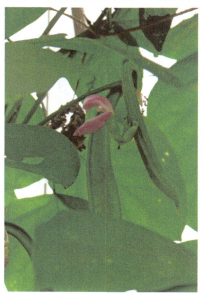

【生境及分布】我国长江流域以南各地多有栽培。喜温暖，不耐寒，以排水良好而疏

松的砂质土壤为佳。

【药用部位及采收】药用种子。秋季种子成熟时，采收果实，晒干剥出种子；或剥出种子再将其晒干，备用。

【性能功效】味甘，性温。温中下气止呃，益肾补元。

【单方验方】1. 治呃逆、呕吐：刀豆15g，丁香、柿蒂各10g，水煎服。2. 治肾虚腰痛：刀豆15g，置于猪腰内烧熟，食用；刀豆10g，桑寄生、杜仲各15g，水煎服。3. 治鼻渊：老刀豆，文火焙干为末，酒冲服9g（《年西尧集验良方》）。

【药膳】鲜嫩茎叶洗净，炒、凉拌食用；鲜果实洗净，炒、凉拌食用。

【主要化学成分】刀豆种子含尿激酶，刀豆氨酸，精氨酸酶，亚精胺，刀豆蛋白，刀豆素，刀豆四胺，氨丙基刀豆四胺，氨丁基刀豆四胺以及刀豆球蛋白A，血细胞凝集素和刀豆毒素等。

【现代研究】药理研究显示，刀豆有脂氧化酶可激活和促进有丝分裂及淋巴细胞转化，促进缺血后心功能不全恢复，抗炎，促进胰岛素分泌和诱导血清释放等作用。临床上用于治疗百日咳，疝气肿痛等。

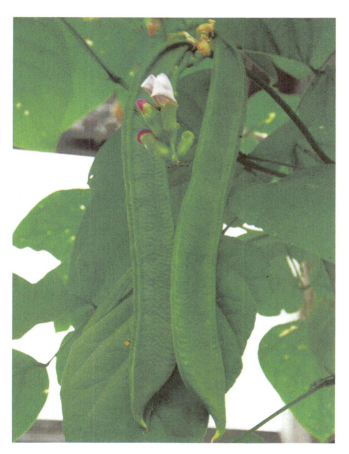

27 白扁豆

【别名】扁豆。

【医籍记载】《名医别录》："主和中，下气。"

【来源】豆科植物扁豆*Dolichos lablab* L.。

【形态特征】一年生缠绕草质藤本，长达6m。三出复叶。

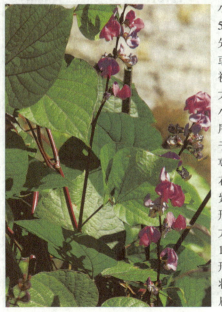

小叶片阔卵形，长5~9cm，宽6~10cm，先端尖，基部广楔形或截形，全缘，两面被疏毛；侧生小叶较大，斜卵形；托叶细小，披针形。总状花序腋生，2~4朵聚生于花序轴的节上；花萼钟状，萼齿5片；花冠蝶形，白色或淡紫色，旗瓣卵状椭圆形，翼瓣斜椭圆形，龙骨瓣舟状；雄蕊10枚，2束；子房线形，被柔毛，柱头头状。荚果长椭圆形，扁平，微弯。种子

2~5粒，白色、黑色或红褐色。花期7~8月，果期9月。

【生境及分布】均为栽培。喜温暖湿润气候，以排水良好的砂质壤土或砂土栽培为佳。分布于我国多数地区。

【药用部位及采收】药用成熟种子。立冬前摘取成熟荚果，稍晒干，打搓出种子，筛净果皮和杂质，再晒干备用。

【性能功效】味甘，性微温。健脾化湿，和中消暑。

【单方验方】1．治脾虚食少便溏、泄泻：白扁豆（炒）15~20g，人参、白术、茯苓各6~10g，水煎服。2．治热毒疖肿：鲜白扁豆适量捣烂，加蜂蜜调敷患处。3．治暑湿吐泻：白扁豆（炒）30~60g，水煎服；白扁豆12g，香薷、厚朴各10g，水煎，每日1剂，早、晚分服。

【药膳】鲜嫩茎叶洗净，炒、凉拌食用；鲜果实或剥出

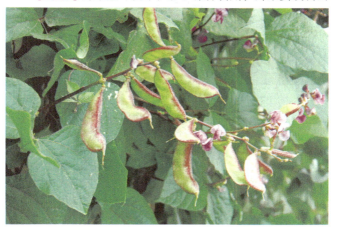

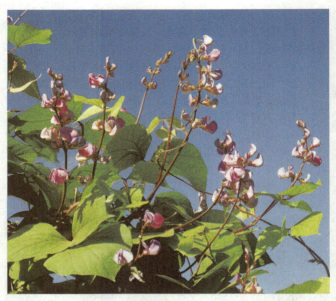

种子，洗净，炒、炖或煮后食用。

【主要化学成分】扁豆种子脂肪油中含棕榈酸，亚油酸，油酸，硬脂酸等；还含蛋白质，粗纤维，淀粉，血细胞凝集素，胡萝卜素，维生素类，氰苷和多种氨基酸。

【现代研究】药理研究显示，扁豆有抗菌，抗病毒，提高细胞免疫功能和抗肿瘤等作用。临床上用于治疗慢性非特异性溃疡性结肠炎，慢性肾炎，外感暑热，食物中毒所致呕吐，慢性胃炎，婴幼儿腹泻及霉菌性肠炎等。

28 凉 薯

【别名】地瓜。

【医籍记载】《陆川本草》："生津止渴，治热病口渴。"

【来源】豆科植物地瓜榕Pachyrhizus erosus (L.) Urban。

【形态特征】一年生草质藤本。块根肉质、肥大，圆锥形或纺锤形，直径大者超过10cm；外皮淡黄色，富有纤维性，易于剥落，肉白色，味甜多汁。茎缠绕状，长达3~7m。复叶互生，小叶3片，顶端小叶菱形，两侧小叶卵形或菱形，边缘有齿。花浅蓝色、浅紫色或白色，簇集成总状花序，翼瓣和旗瓣等长，龙骨瓣钝而内弯。荚果长7~13cm。种子近方形。花期7~9月，果期10~11月。

【生境及分布】喜温暖湿润气候，在土层深厚、肥沃的砂质土或腐殖土中生长良好。多栽种于贵州、湖北、湖南、台湾和福建等地。

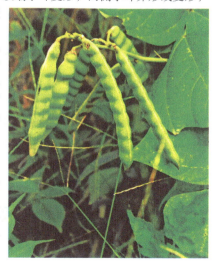

【**药用部位及采收**】药用块根。秋季采挖，除去枝叶及须根，洗净，晒干备用。

【**性能功效**】味甘，性凉。生津止渴。

【**单方验方**】1. 治热病口渴：凉薯100～200g，捣烂取汁饮服。2. 治饮酒过量呕吐：凉薯适量，捣烂拌白糖食用。

【**药膳**】鲜嫩茎叶洗净，晾干，炒、凉拌食用；鲜块根洗净，晾干，切片，生食、炒或炖食用。

【**主要化学成分**】凉薯块根含蛋白质，脂肪，碳水化合物等，叶含豆薯苷。

【**现代研究**】临床上凉薯用于治疗感冒发热口渴和慢性酒精中毒等。

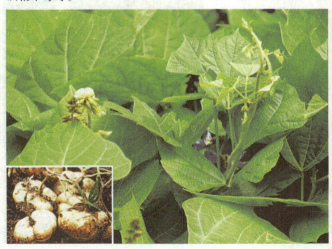

29 绿 豆

【别名】青小豆，绿豆皮，绿豆衣。

【医籍记载】《日华子本草》："（种子）益气，除热毒风，厚肠胃；作枕明目，治头风头痛。"《本草纲目》："（种皮）解热毒，退目翳。"

【来源】豆科植物绿豆 *Phaseolus radiatus* L.。

【形态特征】

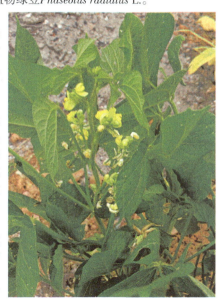

一年生直立或顶端微缠绕草本。高约60cm，被短褐色硬毛。三出复叶，互生；小叶3片，叶片阔卵形至菱状卵形，侧生小叶偏斜，先端渐尖，基部圆形、楔形或截形，两面疏被长硬毛；托叶阔卵形，小托叶线形。总状花序腋生；苞片卵形或卵状长椭圆形，有长硬毛；花绿黄色；萼斜钟状，萼齿4片；雄蕊10枚；子房无柄，密被长硬毛。荚果圆柱形，黑色，被稀疏的褐色长硬毛。种子绿色或暗绿色，长圆形。花期6~7月，果期8月。

【生境及分布】我国各地均有栽培。

【药用部位及采收】药用种子，种皮。种子：秋季种子成熟时采收，拔起全株，晒干，打出种子，筛净杂质备用。种皮：绿豆用水浸泡，揉搓取种皮备用。

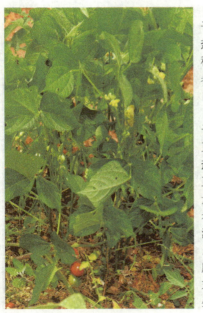

【性能功效】种子：味甘，性微寒；清热解毒，消暑，利水。种皮：味甘，性寒；清暑解渴，利尿解毒，退目翳。

【单方验方】种子：1.治消渴多饮：绿豆60g，水煎服。2.治热毒痈疽：赤小豆、绿豆、黑豆、大黄各等量，研为细末，未溃破者用姜汁调敷患处，已溃破者用蜜水调敷。3.治小儿丹毒皮肤红肿：绿豆、大黄等量研末，薄荷蜜水调敷患处。4.解乌头类药物中毒：绿豆120g，生甘草60g，水煎服。

种皮：1.治暑热烦渴：绿豆皮12g，鲜荷叶30g，白扁豆9g，水煎服。2.治中暑和防暑：绿豆衣、扁豆衣各9g，水煎代茶饮。

【药膳】鲜嫩茎叶洗净，晾干，炒、凉拌食用；种子洗净、干燥，煮汤食用。

【主要化学成分】绿豆种子含蛋白质，脂肪，碳水化合物，钙，磷，铁，胡萝卜素，硫胺素，核黄素及尼克酸等。

【现代研究】药理研究显示，绿豆种子有降血脂及抗动脉粥样硬化，抗肿瘤，保护肝脏，保护肾脏，降低血肌酐量等作用。临床上用于治疗夏季暑热烦渴，水肿，急性肠炎腹泻，急性蜂窝组织炎肿痛，急性毛囊化脓性感染和药物中毒等。

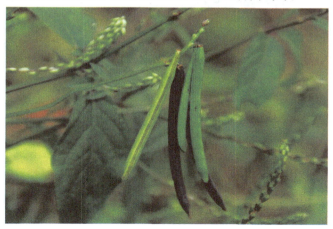

30 赤 豆

【别名】赤小豆。

【医籍记载】《本经》："主下水，排痈肿脓血。"

【来源】豆科植物赤小豆*Phaseolus calcaratus* Roxb.。

【形态特征】一年生半攀援草本。茎长达1.8m，密生倒毛。三出复叶，叶柄长8~16cm，托叶披针形，小叶披针形或卵状披针形，先端渐尖，基部阔三角形或近圆形，全缘或3浅裂，两面无毛。总状花序腋生，小花多；花萼短钟状，5齿；花冠蝶形，黄色；旗瓣肾形，龙骨瓣狭长；雄蕊10枚，2体；

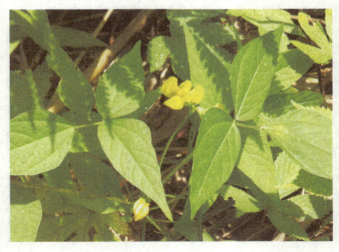

花柱线形。荚果扁圆线形。种子6~10粒。

【生境及分布】南方各地有栽培。喜温暖湿润气候，以排水良好的砂质壤土或砂土栽培为宜。

【药用部位及采收】药用成熟种子。夏、秋季分别采收成熟果荚，稍晒干，打出种子，筛净果皮和杂质，再晒干备用。

【性能功效】味甘，性平。健脾，利水消肿。

【单方验方】1. 治风疹皮肤瘙痒：赤豆、荆芥穗等份，研末，蛋清调涂。2. 治腹水鼓胀：赤豆500g，活鲤鱼1条，同放锅内，清炖至赤豆烂，将赤豆、鱼和汤分数次服下，每日或隔日1剂。3. 治湿热肠痈：赤豆、薏苡仁、防己各12g，甘草6g，煎汤服。4. 治腮颊热肿：赤豆适量，研末和蜜涂之；或加芙蓉叶末共用。

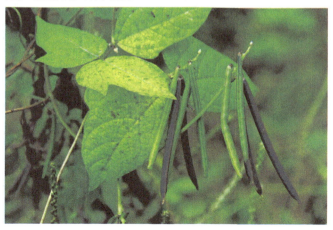

【药膳】鲜嫩茎叶洗净，炒、凉拌食用；种子洗净，煮汤食用。

【主要化学成分】赤豆含糖类，三萜皂苷，蛋白质，脂肪，粗纤维，核黄素，烟酸，鞣质，D-儿茶精，D-表儿茶精，钙，铁和磷等。

【现代研究】药理研究显示，赤豆胰蛋白酶制剂能抑制人体精子顶体酶的活性，有避孕作用。临床上用于治疗肾炎水肿，肝硬化腹水，营养不良性水肿，慢性血小板减少性紫癜及流行性腮腺炎等。

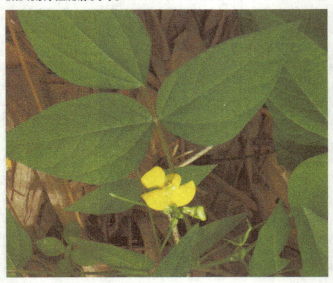

31　甘　草

【别名】蜜草，炙甘草。

【医籍记载】《本经》："主五藏六府寒热邪气；坚筋骨，长肌肉，倍力；金疮尰；解毒。"

【来源】豆科植物甘草*Glycyrrhiza uralensis* Fisch.。

【形态特征】多年生草本，高30~70cm。根茎圆柱状；主根甚长、粗大，外皮红褐色至暗褐色。茎直立，稍带木质。单数羽状复叶，小叶4~8对；叶片卵圆形或卵状椭圆形，先端钝尖或急尖，基部通常圆形；两面被腺鳞及短毛。总状花序腋生，花密集；花萼钟形；花冠淡紫色，旗瓣大，龙骨瓣直；雄蕊10枚，2体；雌蕊1枚，子房无柄。荚果线状长圆形。种子2~8粒，黑色光亮。花期6~7月，果期7~9月。

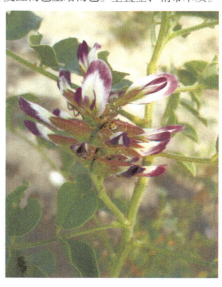

【生境及分布】生于向阳干燥的钙质草原、河岸砂质土等地。喜冷凉干燥的气候，以土层深厚、排水良好、疏松的砂质土壤栽培为佳。我国分布于华北、东北和西北地区。

【药用部位及采收】药用根及根茎。秋季采挖，洗净泥土，除去茎枝、枝丫和须根，截成长短适当的段，晒至半干，打成小捆，再晒至全干备用。

【性能功效】味甘，性平。补脾益气，清热解毒，祛痰止咳，缓急止痛，调和诸药。

【单方验方】1. 治心动悸、脉结代、气短：炙甘草12g，人参、阿胶各6g，桂枝3g，地黄12g，水煎服。2. 治脾虚食少便溏，倦怠：人参（或党参）、白术、茯苓、甘草各10g，水煎服。3. 治四肢拘挛作痛：甘草6g，白芍15g，水煎服。4. 治咽干、咽痛：甘草12g，麦冬10g，桔梗6g，玄参6g，水煎服。

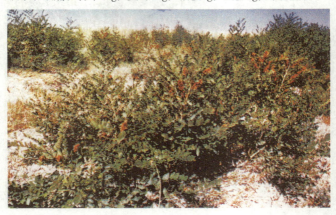

【**药膳**】根洗净，干燥切片，炖肉、炖鸡汤食用；或取适量开水泡服。

【**主要化学成分**】甘草根和根茎主含三萜皂苷类，有甘草甜素以及黄酮类，又含生物碱，多糖，阿魏酸，甘草酸单胺及微量元素等。

【**现代研究**】药理研究显示，甘草有抗心律失常，抗溃疡，抑制胃酸分泌，促进胰液分泌，镇咳，祛痰，平喘，抗菌，抗病毒，抗炎，抗过敏，抗利尿，降脂，保肝和类肾上腺皮质激素样等作用。临床上用于治疗糖尿病，支气管炎咳嗽，胃及十二指肠溃疡，冠心病心悸、早搏和疮痈疖肿等。

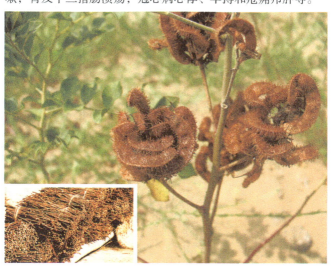

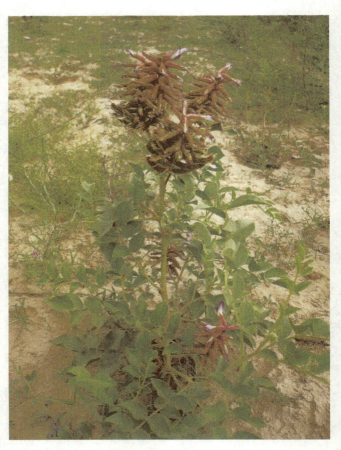

32 豌 豆

【别名】麦豆，雪豆，脾豆。

【医籍记载】《本草纲目》："研末涂痈肿、痘疮。"

【来源】豆科植物豌豆 *Pisum sativum* L.。

【形态特征】一年或二年生攀援缠绕草本，高90~180cm，全体无毛。小叶长圆形至卵圆形，长3~5cm，宽1~2cm，全缘；托叶叶状，卵形，基部耳状包围叶柄。花单生或1~3朵排列成总状而腋生；花冠白色或紫红色；花柱扁，内侧有须毛。荚果长椭圆形，长5~10cm，内有坚纸质衬皮；种子圆形，青绿色，干后黄色。花期6~7月，果期7~9月。

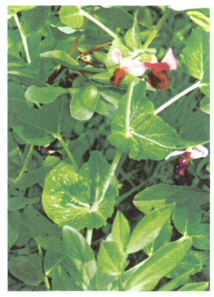

【生境及分布】我国各地均有栽培。喜温暖湿润气候，以土层深厚、肥沃的砂质土壤栽培为宜。

【药用部位及采收】药用成熟种子。果实成熟时采收，果实摘下，搓出种子，除去果皮和杂质，洗净，晒干备用或鲜用。

【性能功效】味甘，性平。益中气，止泻痢，调营卫，利小便，消痈肿。

【单方验方】1. 治霍乱，吐利转筋：豌豆1000g，香茅90g，水煎去滓，分3次服，温服之。2. 治脚气：豌豆1000g，水2000ml，葱白十茎拍碎，花椒1g，煮取汤汁1000ml，倾入2个瓷瓮中，以脚各放在1个瓮中浸泡，遣人从膝上淋洗百遍（《圣济总录》）。

【药膳】豆荚、种子和嫩茎叶等作为蔬菜食用。鲜嫩茎叶洗净，晾干，炒、余后凉拌或煮汤食用；豆荚或种子洗净，炒或干燥炖汤食用。

【主要化学成分】豌豆种子含植物凝集素，氨基酸，有机酸，糖，胺类，赤霉素A_{20}等。豆荚含赤霉素A_{20}等。

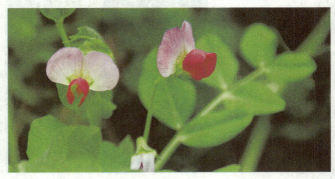

【现代研究】临床上豌豆用于治疗糖尿病，急性胃肠炎吐泻，水痘和皮肤痒疹等。

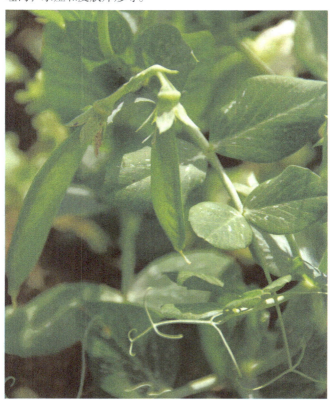

33 蚕 豆

【别名】胡豆。

【医籍记载】《本草从新》："补中益气，涩精，实肠。"

【来源】豆科植物蚕豆*Vicia faba* Linn.。

【形态特征】一年生草本，高30~180cm。茎直立，有纵棱。双数羽状复叶互生，小叶2~4片，叶片椭圆形、倒卵状椭圆形，长4~7cm，宽2~4.5cm，先端圆，具细尖，基部阔楔形，全缘。花一至数朵，腋生于短的总花梗上；萼钟状，萼齿披针形；花冠蝶形，旗瓣白色，翼瓣边白色，中央有黑

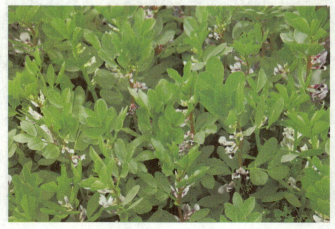

色或紫色斑块；雄蕊10枚，2体，雌蕊1枚。荚果长圆形而肥厚。种子矩圆形而扁。

【生境及分布】我国各地均有栽培。喜温暖湿润气候，以排水良好的砂质土壤栽种为宜。

【药用部位及采收】药用种子。夏季豆荚成熟呈黑色时，拔取全株，稍晒干，打下种子，筛净果皮和杂质，再晒干备用。

【性能功效】味甘，性平。健脾利湿，祛风，止血。

【单方验方】1. 治隔食：蚕豆研磨成粉，红糖调服。

2. 治水肿：蚕豆6g，冬瓜6g，水煎服。

3. 治秃疮：鲜蚕豆捣碎，外涂患处。

【药膳】新鲜种子洗净，炒食；干燥种子炖煮食用。

【主要化学成分】蚕豆种子含巢菜碱苷，蛋白质，磷脂，胆碱，植物凝集素等。

【现代研究】临床上蚕豆用于治疗水肿，秃疮和消化不良等。

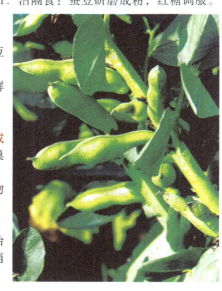

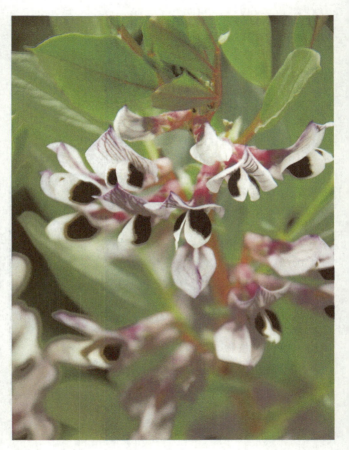

34 槐

【别名】槐米，槐花，槐角。

【医籍记载】《日华子本草》："（花）治五痔，心痛，眼赤，杀腹藏虫及热，治皮肤风，并肠风泻血，赤白痢。"《本经》："（槐角）主五内邪气热，止涎唾，补绝伤，五痔，火疮，妇人乳瘕，子藏急痛。"

【来源】豆科植物槐Sophora japonica L.。

【形态特征】

落叶乔木，高达25m。树皮灰色或深灰色，粗糙纵裂，内皮鲜黄色，有臭味；枝棕色，皮孔明显。单数羽状复叶互生，长达25cm，叶柄基部膨大；小叶卵状长圆形或卵状披针形，先端尖，基部圆形，全缘。圆锥花序顶生；花乳白色，萼5浅裂；花冠蝶形，旗瓣阔

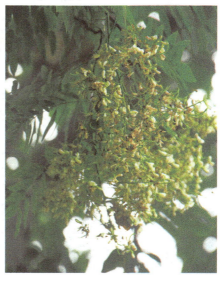

心形；雄蕊10枚；子房筒状。荚果长2.5～5cm，有节，呈珠状，肉质，不开裂。种子6粒，深棕色。花期7～8月，果期10～11月。

【生境及分布】生于山坡、平原或栽种于庭院。对环境适应性较强，可栽植作为行道树。分布于我国大部分地区。

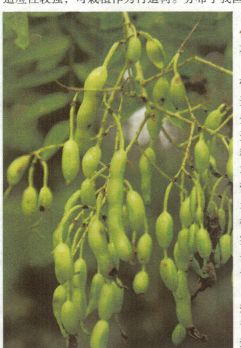

【药用部位及采收】药用花、花蕾、槐角（果实）。花蕾、花：夏季花开前期或初开时分批采摘。花初开时采的花朵，称为"槐花"；花未开时采的花蕾，称为"槐米"，阴干备用。槐角：冬至后，果实成熟时采收，除去果柄和杂质，晒干备用。

【性能功效】槐花：味苦，性凉。清热，凉血，止血。槐角：味苦，性寒。清热润肝，凉血止血。

【单方验方】槐花：1．治便血、痔血：槐花炭、地榆炭各20g，水煎服。2．治肝阳上亢头痛眩晕：槐花适量，水煎代茶饮服；或配伍豨莶草、夏枯草各15g，水煎服。3．治风热目赤、头痛：槐花、菊花、蝉蜕各10～12g，水煎服。

槐角：1．治便血、痔血：槐角炭、麦门冬各15g，水煎服。2．治血淋并崩漏：槐角、贯众各等量，研末，每次5g，醋同煎，去渣温服。3．治眼热昏暗：槐角、黄连各60g，研末，蜜炼如梧桐子大，温水送下20丸。4．治烫伤：槐角烧存性，取适量，麻油调服伤处。

【药膳】鲜花朵、花蕾采后洗净，炒或蒸、炸后食用；干燥种子磨粉，可少量加入汤圆馅中食用。

【园艺价值】作为园林绿化林木、果树栽种，观叶、花、果类。

【主要化学成分】槐花含赤豆皂苷（Ⅰ、Ⅱ、Ⅴ），大豆皂苷（Ⅰ、Ⅲ），槐花皂苷（Ⅰ、Ⅱ、Ⅲ）槲皮素，芸香苷，异鼠李素，白桦脂醇和槐花二醇等。花油中含月桂酸等。槐角含多种黄酮类。种子含油酸，亚油酸和亚麻酸等。

【现代研究】药理研究显示，槐花、果实均能缩短出、凝血时间，具止血作用，炒炭后效果显著；花能降低毛细血管的通透性和脆性，有短暂而显著的降血压作用，对多种皮肤真菌有抑制作用；果实还有升血糖，不同程度抑制葡萄球菌、大肠杆菌等作用。临床上花、果实用于治疗高血压病，急性结合膜炎，急性膀胱炎血尿淋漓，急性结肠炎和痔疮等。

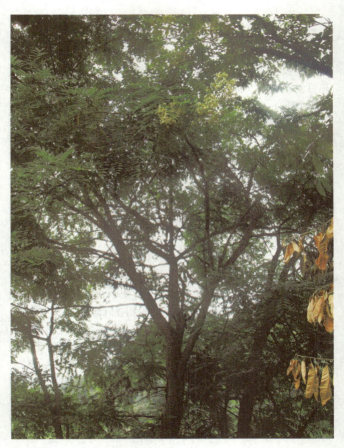

35　豇　豆

【别名】浆豆，长豆。

【医籍记载】《本草从新》："散血消肿，清热解毒。"

【来源】豆科植物豇豆 *Vigna sinensis* (L.) Sav.。

【形态特征】一年生缠绕草本，无毛。三出复叶，互生；顶生小叶片菱状卵形，先端急尖，基部近圆形或宽楔形，两面无毛；侧生小叶稍小，斜卵形；托叶卵形，着生处下延成一短距。总状花序腋生，花序较叶短，着生花2~3朵；小苞片匙形，早落；萼钟状，无毛；花冠蝶形，淡紫色或带黄白色；雄蕊10枚；子房无柄，被短柔毛。荚果条形，

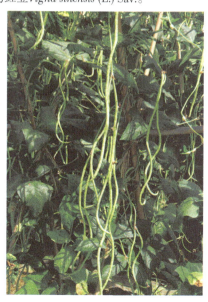

下垂。种子肾形或球形，褐色。花期6~9月，果期8~10月。

【生境及分布】我国各地均有栽培。

【药用部位及采收】药用种子、叶和根。种子：秋季果实成熟时采收豆荚，搓出种子，筛净种皮和杂质，洗净，晒干备用。叶：春夏季采收，晒干备用或鲜用。根：秋季采收，洗净泥土，除去须根，洗净，晒干备用。

【性能功效】味甘、淡，性平。健脾益气，消积，解毒。

【单方验方】1. 治小儿疳积：豇豆根30g，研为末，蒸鸡蛋吃。2. 治妇女白带，男子白浊：豇豆根150g，藤藤菜根150g，炖肉或炖鸡吃。3. 治疔疮：豇豆根适量，捣烂敷患处。4. 治小便不通：豇豆叶120g，水煎服。

【药膳】豆荚、种子和嫩茎叶等作为蔬菜食用。鲜嫩茎叶洗净，晾干，炒、氽后凉拌或煮汤食用；豆荚或种子洗净、干燥，炒或炖汤食用。

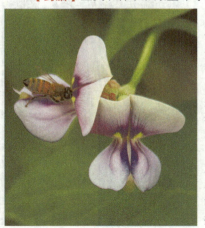

【主要化学成分】豇豆果实含蛋白质，糖类，磷，钙，铁，维生素 B_1 和 B_2 等。

【现代研究】临床上豇豆用于治疗脾胃虚弱，食积，白带，小便淋痛，痔疮出血及疔疮等。

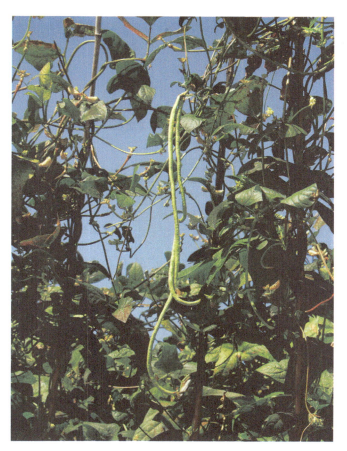

36 云 芝

【别名】灵芝草，芝。

【医籍记载】《本经》："主胸中结，益心气，补中，增智慧，不忘。"

【来源】多孔菌科真菌彩绒革盖菌 *Coriolus versicolor* (L. ex Fr.) Quel.。

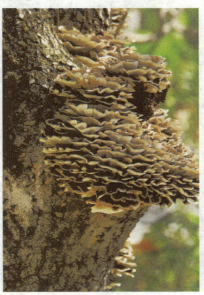

【形态特征】为腐生真菌。子实体半圆伞状，硬木质，深灰褐色，外缘有白色或浅褐色边。菌盖长有短毛。无柄，有环状棱纹和辐射状皱纹。盖下面色浅，有细密管状孔洞，内生孢子，管口面白色、淡黄色，管口每毫米有孢子3~5个。孢子圆柱形，无色，大小4.5~7mm×3~3.5mm。子实体覆瓦状排列，相互连接。

【生境及分布】

生于腐木上，也可栽培。我国南方各地有分布。

【药用部位及采收】药用子实体。全年可采收，除去泥沙及杂质，洗净，晒干备用。

【性能功效】味淡，性温。益气，安神，止咳平喘。

【单方验方】1. 治神经衰弱：云芝、山枝茶各50g，浸酒7天以上，饮服。2. 治失眠健忘、体弱：云芝10g，水煎服。3. 治慢性胁痛、痞块：云芝焙干研末，每次3g，菊花茶冲服。4. 治肺虚久咳：云芝、百合、陈皮各10g，水煎服。

【药膳】新鲜云芝洗净，煮汤或与肉炖熟后吃肉喝汤。干品温水浸泡后用法同鲜品。

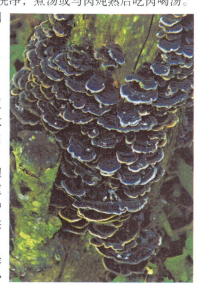

【主要化学成分】云芝子实体含三萜类，生物碱类，麦角甾醇，内酯类，核苷类，香豆精苷类，挥发油，多肽氨基酸类，水溶性蛋白体和多种酶类等。

【现代研究】药理研究显示，云芝有中枢镇痛，抗电惊厥及保护心脏，改善心肌血氧供应，增强心肌收缩力，降低心肌能量消耗，提高耐缺氧能力，抗血小板凝集，抗血栓，增强免疫，保肝，减轻肝脏脂肪变性，抗氧化，延缓衰老，防辐射，抗病毒，抗溃疡，抗炎和抗损伤等作用。临床上用于治疗冠心病，高脂血症，神经衰弱，克山病，病毒性肝炎，慢性支气管炎，哮喘，白细胞减少，功能性子宫出血和特发性血小板减少性紫癜等。

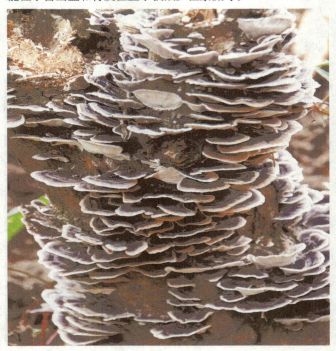

37 木 耳

【别名】黑木耳，蕈耳。

【医籍记载】《本经》："益气不饥，轻身强志。"

【来源】木耳科植物木耳*Auricularia auricula* (L. Hook.) ex Uuderw.。

【形态特征】子实体略呈耳形，灰黑色或褐色，背面密生短软毛；湿润时半透明，干燥时革质。

【生境及分布】生于阔叶树腐木上。我国东北、西南、东南各地均有分布。

【药用部位及采收】药用子实体。夏秋季采收，采后放在烘房中烘干（烘干温度由35℃逐渐升高到60℃），备用。

【性能功效】味甘，性平。益气强身，活血止血，止痛。

【单方验方】1．治咯血：木耳、白及各30g，

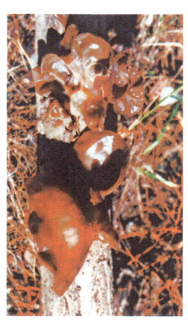

水煎服。2．治便秘：木耳20g，土大黄10g，水煎服。3．治咳嗽：木耳、虎耳草、五匹风各20g，水煎服。4．治痔疮：木耳、铁包金各适量，水煎外洗。

【药膳】鲜全株洗净，开水氽后凉拌，或做汤，做包子、饺子馅，炖肉、炒熟食用。

【主要化学成分】木耳子实体含木耳多糖；菌丝体含多糖，麦角甾醇，原维生素D_2，黑刺菌素等。

【现代研究】药理研究显示，木耳有抗凝血、抗血小板聚集、抗血栓形成，升白细胞，免疫促进，降血脂和抗动脉粥样硬化，延缓衰老，抗辐射，抗炎，抗癌和抗突变等作用。临床上用于治疗腹泻，消化不良，高血压病，牙痛，便秘，痔疮出血等。

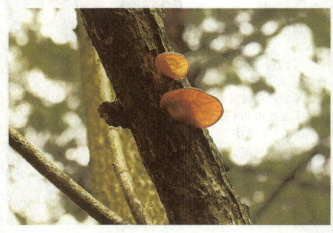

38 平 菇

【别名】侧耳，桐子菌，风水菌，冻菌。

【医籍记载】《中国药用真菌》："追风散寒，舒筋活络。"

【来源】白蘑科真菌粗皮侧耳 *Pleurotus ostreatus* (Jacq. ex Fr.) Quel.。

【形态特征】菌盖肉质，宽5～20cm。扁半球形，有后缘，呈扇形、肾形，中部下凹，初时淡紫色，后为铅灰色、灰白色或污白色；盖缘初时内卷，后开展。菌肉厚，白色，味美，有清香气。菌褶延生，在柄上交织或成纵条纹，稍密至较稀，白色。菌柄侧生，柄短或无柄，白色，基部有白色短茸毛。孢子平滑，无毛，近圆柱形。

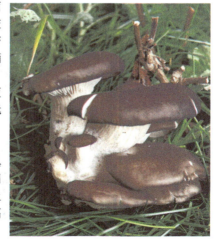

【生境及分布】生于阔叶树腐木上，丛生或叠生。分布于我国东北、华北、西南及陕西、新疆、江苏、福建、台湾、广东等地。

【药用部位及采收】药用子实体。子实体采收后，除去杂质，晒干备用或鲜用。

【性能功效】味辛、甘，性温。祛风散寒，舒筋活络，补肾壮阳。

【单方验方】1. 治白细胞降低：平菇、油麻血藤各15g，水煎服。2. 治病后体倦、乏力：平菇50g，玉竹30g，炖肉吃。3. 治消化不良腹胀：平菇、杉树皮各20g，水煎服。4. 治产后乳汁不足：平菇20g，花生米50g，炖猪脚吃。

【药膳】鲜品洗净，炒食，或做汤食用；干品温水浸泡后炒食、做汤等。

【主要化学成分】平菇子实体含多种氨基酸，维生素 B_1、B_2、B_6 及维生素C，维生素P，亚油酸，油酸，麦角甾醇，组氨酸，腺嘌呤，甘露醇，海藻糖，侧耳溶血素等。

【现代研究】药理研究显示，平菇有抗癌，增强免疫，降血脂和防治动脉粥样硬化等作用。临床上用于治疗久病体弱，消化不良，腰腿疼痛，手足麻木不仁等。

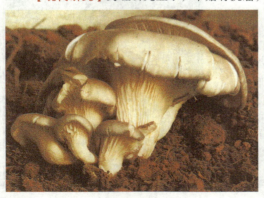

39 地 耳

【别名】石耳，石木耳，岩菇。

【医籍记载】《食物考》："久食色美，益精悦神。泻血脱肛，灰服愈矣。"

【来源】石耳科植物石耳 *Umbicaria esculenta* (Miyoshi) Minks。

【形态特征】地衣体单片性，幼小时正圆形，长大后为椭圆形或稍不规则形，直径 1~3 cm，革质。裂片边缘浅撕裂状，上表面褐色，近光滑，局部粗糙无光泽；下表面棕黑色至黑色，具细颗粒状突起。子囊盘少见。

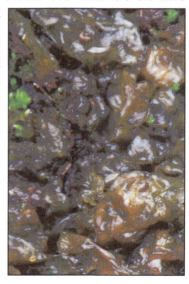

【生境及分布】生于裸露的岩石上。分布于黑龙江、吉林、浙江、安徽、湖北、江西及西南各地。

【药用部位及采收】药用地衣体。全年可采，除去泥沙及杂质，洗净，晒干备用或鲜用。

【性能功效】味甘，性凉。养阴润肺，凉血止血，清热解毒。

【单方验方】1．治鼻出血：地耳15g，鸭蛋2个，煮食，连服3剂。2．治吐血红崩：地耳、红茶花、杜鹃花各适量，研末，开水冲服或煮酒糟服。3．治泄泻：地耳9g，沙参15g，水煎服。4．治湿疹皮肤瘙痒：地耳30g，糯米120g，冰糖适量，水煎服。

【药膳】鲜品洗净，做汤食用；或干品温水浸泡或烫熟、凉拌食用。

【主要化学成分】地衣体含有石茸酸，红粉苔酸，苔色酸甲酯及多糖等。

【现代研究】药理研究显示，地耳有抗实验性胃溃疡，降

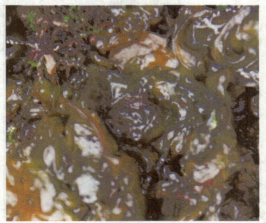

压，抗癌等作用。临床上用于治疗慢性气管炎，鼻出血，痢疾，急性肠炎，崩漏出血，荨麻疹和蛇咬伤等。

40 灵　芝

【别名】赤芝，紫芝。

【医籍记载】《本经》："赤芝，主胸中结，益心气，补中，增智慧，不忘。"

【来源】多孔菌科真菌赤芝 *Ganoderma lucidum* (Leyss. ex Fr.) Karst.或紫芝 *Ganoderma sinense* Zhao. Xu et Zhang。

【形态特征】子实体一年生，有柄，木栓质。菌盖肾形、半圆形或近圆形，表面红褐色、暗红褐色，有时边缘渐变为淡黄褐色，有漆状光泽和云状环纹。菌肉分层不明显，下面淡黄色，有许多细孔。菌柄长，侧生、偏生或中生，近

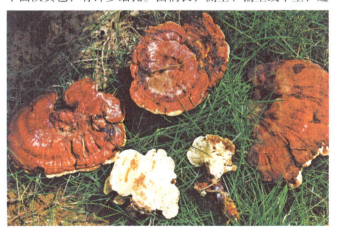

圆柱形，红褐色，有光泽。

【生境及分布】生于林地下或腐木上。分布于长江南北各地。

【药用部位及采收】药用子实体。全年可采，除去泥沙及杂质，洗净，晒干备用。

【性能功效】味淡，性温。益气，安神，止咳平喘。

【单方验方】1. 治头晕，心悸，失眠：灵芝、山枝茶各50g，浸酒7天以上，饮服；或灵芝10g，水煎服。2. 治肝郁胁痛：灵芝焙干研末，每次3g，菊花茶冲服。3. 治咳嗽：灵芝、百合、陈皮各10g，水煎服。

【药膳】鲜品洗净、浸泡，炒熟或做汤食用；干品温水浸泡后食用同鲜品。

【主要化学成分】灵芝子实体含三萜类，生物碱类，麦角甾醇，内酯类，核苷类，香豆精苷类，挥发油，多肽氨基酸类，生物碱、香豆精、内酯、水溶性蛋白体和多种酶类等。

【现代研究】药

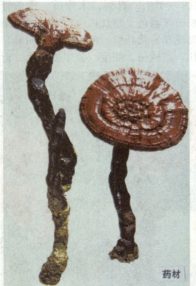

药材

理研究显示，灵芝有中枢镇痛及抗电惊厥，保护心脏、改善心肌血氧供应，提高耐缺氧能力，抗血小板凝集及抗血栓等作用；还有增强免疫，保肝，抗氧化，防辐射，抗病毒，抗溃疡，抗炎，抗损伤等作用。临床上用于治疗冠心病，高脂血症，神经衰弱，克山病，病毒性肝炎，慢性支气管炎，哮喘，白细胞减少，功能性子宫出血和特发性血小板减少性紫癜等。

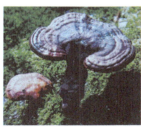
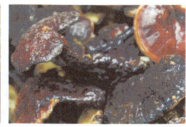

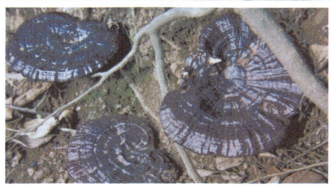

41 茯苓

【别名】茯菟，茯灵。

【医籍记载】《本经》："主胸胁逆气，忧恚惊邪恐悸，心下结痛，寒热烦满，咳逆，口焦舌干，利小便。"

【来源】多孔菌科真菌茯苓 *Poria cocos* (Schw.) Wolf。

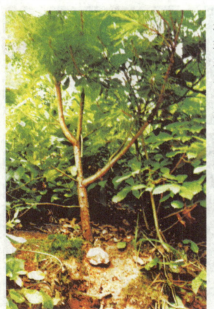

【形态特征】菌核体为不规则块状，球形、扁形、长圆形或长椭圆形不等，大小不一。表面浅灰棕色或黑棕色，瘤体皱缩，内部白色稍带粉红色，由无数菌丝组成。子实体伞形，口缘稍有齿，蜂窝状，通常附着在菌核的外皮上生长，初白色，后转为淡棕色；担子棒状，担孢子椭圆形至圆柱形，平滑，无色。

【生境及分布】寄生于红松或马尾松等树根上。多生于气候温暖、通风、干燥、阳光充足的松树林中。分布于我国华中、华北、华南、西南和华东等地。

【药用部位及采收】药用菌核。野生品种于7月至次年3月到松林中挖取。挖取后洗净泥土，堆置于屋角不通风处，下面铺垫松毛或稻草1层，上盖麻袋使其"发汗"，析出水分，取出，擦净水珠，摊放于阴凉处，表面干燥后再行发汗，如此反复2~3次，再放置于阴凉处至全干，备用。

【性能功效】味甘、淡，性平。利水渗湿，健脾宁心。

【单方验方】

1. 治水肿、小便不利：茯苓、猪苓、白术、泽泻各10g，水煎服。2. 治脾肾阳虚水肿：附子(制)6g、茯苓、白术、生姜各10g，水煎服。3. 治脾胃虚弱食少纳呆，倦怠乏力：人参5g，白术12g，茯苓10g，甘草3~5g，水煎服。4. 治心脾两虚失眠、健忘：人参5g，当归、茯苓各12g，酸枣仁20g，

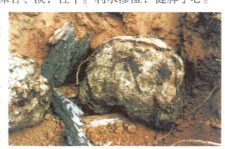
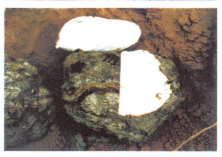

水煎服。

【药膳】鲜品洗净，切片，炒食或做汤食用；干品温水浸泡后使用。

【主要化学成分】茯苓菌核含茯苓酸，茯苓酸甲酯，多茯苓聚糖，茯苓次聚糖，脂肪酸，树胶，麦角甾醇，辛酸，十一烷酸，月桂酸，蛋白质，脂肪，胆碱，少量的无机成分及蛋白酶等。

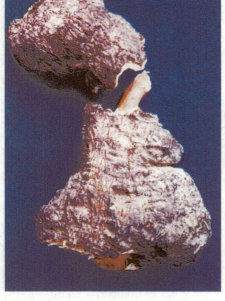

【现代研究】药理研究显示，茯苓有明显利尿作用，促进机体水盐代谢及镇静作用，促进体液免疫作用，提高T淋巴细胞增殖反应和白细胞介素2活性，提高巨噬细胞的吞噬功能等作用。临床上用于治疗小儿肾病综合征，肾炎水肿，慢性精神分裂症，婴幼儿腹泻及部分肿瘤性疾病等。

42 番木瓜

【别名】番瓜，石瓜。

【医籍记载】《本草纲目》："主心痛，煎汁洗风痹。"

【来源】番木瓜科植物番木瓜 *Carica papaya* L.。

【形态特征】软木质常绿小乔木，高2～8m。茎一般不分支，具粗大叶痕。叶大，直径可达60cm，近圆形，掌状5～9深裂，裂片再为羽状分裂；叶柄中空。花乳黄色，单性异株或为杂性，雄花序为下垂圆锥花序，雌花序及杂性花序为聚伞花序；雄花萼绿色，基部联合；花冠管细管状；雄蕊10枚，2轮着生于花冠上；雌蕊具短梗或近无梗，萼片绿色。浆果矩圆形或近球形，熟时橙黄色，果肉厚。种子多数，黑色。花期全年。

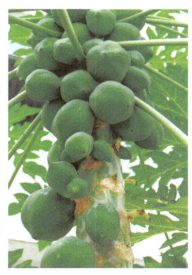

【生境及分布】生于村边、宅旁，有栽培。喜温暖湿润气候，在排水

良好的砂质壤土或砂土中生长良好。分布于福建、台湾、广东、海南、广西、云南和贵州等地。

【药用部位及采收】药用果实。夏秋季果实成熟时采收，洗净，晒干备用。

【性能功效】味甘，性平。健胃消积，滋补催乳，祛风活血。

【单方验方】1．治关节疼痛：番木瓜20g，水煎服。

2．治食积胃痛：番木瓜、鸡矢藤各20g，青木香5g，水煎服。

3．治湿疹脚气：番木瓜60g，薏苡仁30g，与猪蹄同煲服用。

【主要化学成分】果实含番木瓜碱，木瓜蛋白酶，凝乳酶等；红色果实含番茄烃等。

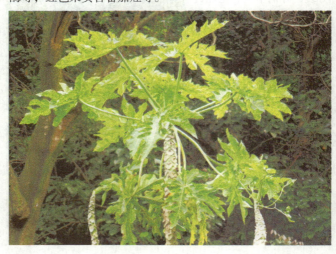

【现代研究】药理研究显示，番木瓜有帮助蛋白质消化，抗生育，抗肿瘤，抗氧化，抗寄生虫和抗菌等作用。临床上用于治疗急性胃肠炎，消化不良，急性胃痛，湿疹，脚气病和过敏性皮炎等。

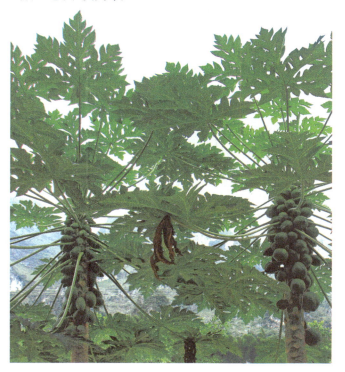

43 燕 麦

【别名】野燕麦。

【医籍记载】《广西中药资源》："主脾虚泄泻，多汗。"

【来源】禾本科植物野燕麦 *Avena fatua* L.。

【形态特征】一年生草本。须根较坚韧。秆直立，光滑，高60~120cm。叶光滑或基部叶被微毛；叶片扁平，长10~30cm，宽4~12cm，微粗糙。圆锥花序展开成金字塔形；小穗具花2~3朵；小穗轴节间长约3mm，脆硬易断落；外稃

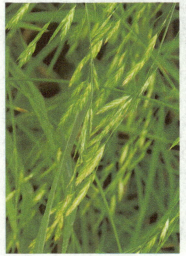

质地坚硬；芒从中部稍下处伸出，芒柱棕色，扭转。颖果被淡棕色柔毛，腹面具纵沟，长6~8mm。花、果期4~9月。

【生境及分布】生于山坡、草地及荒芜田野或为田间杂草。广布我国南北各地。

【药用部位及采收】药用茎叶及种子。茎叶：未结实前采割全草，晒干备用。种子：夏秋季果实成熟时采收，脱壳取下种子，晒干备用。

【**性能功效**】味甘，性平。补虚损，益脾胃，敛汗。

【**单方验方**】1. 治体质虚弱，汗出不止：燕麦（种子研粉）30g，夜寒舒15g，水煎服。2. 治崩漏下血，色鲜红：燕麦、石灰菜、扶芳藤各12g，水煎服。3. 治病后体虚，便秘腹胀：燕麦60g，猪瘦肉30g，共炖汤。每日2次，连汤食用。4. 治肺虚久咳：燕麦草、大毛香、兔耳风各12g，水煎服。

【**药膳**】燕麦干品煮熟或煮粥食用，或煎汤、炖熟食用。还可以炒熟研末，开水冲调食用。

【**园艺价值**】做地栽、盆栽或插花配材观赏。观叶类。

【**主要化学成分**】燕麦全草含4-羟基酚酞酯；叶含有芹菜素碳-鼠李糖酰葡萄糖苷等。

【**现代研究**】临床上燕麦用于治疗久病体虚，慢性支气管炎咳嗽、咯血，慢性胃肠功能减退所致的饮食不消化、便秘等。

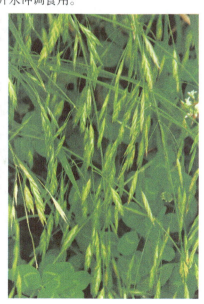

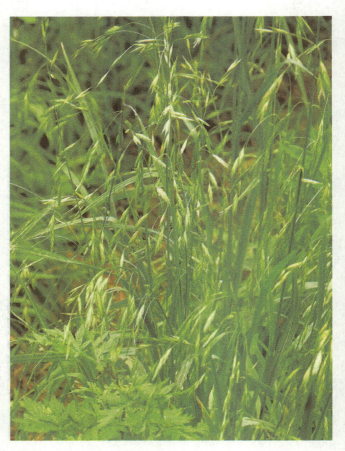

44 苡 仁

【别名】薏苡仁，薏仁米。

【医籍记载】《本经》："主筋急拘挛，不可曲伸，风湿痹，下气。"

【来源】禾本科植物薏苡*Coix lacryma-jobi* L. var. *ma-yuen* (Roman.) Stapf。

【形态特征】一年或多年生草本，高1~1.5m。须根较粗。秆直立，约具10节。单叶互生，叶片线状披针形，先端渐尖，基部宽心形，中脉粗厚而明显，边缘粗糙；叶鞘光滑，叶舌质硬。总状花序腋生成束，雌小穗位于花序下部，外包以骨质念珠状总苞，退化雄蕊3枚，雌蕊具长花柱；雄小穗常2~3枚生于第一节

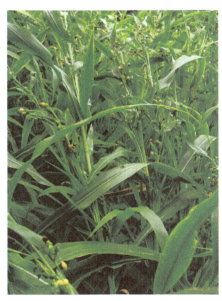

上，雄蕊3枚。颖果外包坚硬的总苞，卵形或近球形。

【生境及分布】生于屋旁、荒野、山坡、草地、路旁及灌丛中，有栽培。喜温暖湿润气候，怕干旱、耐肥，以向阳、肥沃的黏土或砂质壤土栽培为宜。分布于我国大部分地区。

【药用部位及采收】药用成熟种仁。9~10月茎叶枯黄，果实呈褐色、大部成熟时割下植株，放置3~4天后脱粒，筛去茎叶等杂物，搓出种子，晒干或烤干备用。

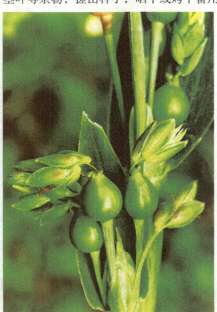

【性能功效】味甘、淡，性微寒。利水渗湿，健脾，除痹，清热排脓。

【单方验方】1．治风湿痹证，筋骨关节疼痛：苡仁30g，羌活、独活、威灵仙、川乌各10g，水煎服。2．治胃脘痛：炒苡仁15~20g，炒陈皮5g，开水浸泡，频饮。3．治水肿、小便不利：苡仁30~50g，茯苓、猪苓、泽泻各12g，水煎服。4．治脾虚泄泻：炒苡仁30～60g，党参、白术、山药各12g，水煎服，每日1剂。

【药膳】种仁干燥，去种皮，洗净，煮粥食用；或研细粉，蒸糕或做饼食用。

【园艺价值】做地栽、盆栽或插花配材观赏。观叶、果类。

【主要化学成分】苡仁种仁含薏苡仁油，薏苡仁酯，薏苡仁素，糖类，脂类，甘油三酯，蛋白质，脂肪油，棕榈酸，薏苡多糖及磷、钙、铁等。

【现代研究】药理研究显示，苡仁有抑制肌肉收缩，镇静，抑制多突触反射，降温，解热，镇痛，降低血糖，抑制金黄色葡萄球菌、链球菌、白喉杆菌等作用。临床上用于治疗风湿性关节炎，水肿，腹泻，肺脓肿胸痛，咳吐脓痰，慢性胃炎，消化不良及胃黏膜息肉等。

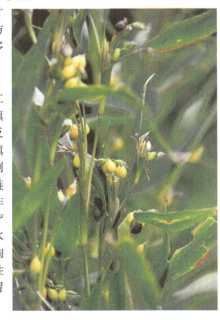

45 大 麦

【别名】麦芽，大麦芽。

【医籍记载】《名医别录》：（大麦）"主消渴，除热，益气，调中。"《药性论》：（麦芽）"消化宿食，破冷气，去心腹胀满。"

【来源】禾本科植物大麦*Hordeum vulgare* L.。

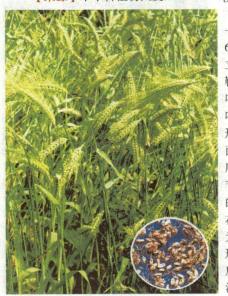

【形态特征】

一年生草本，高60~100cm。秆直立，光滑无毛。叶鞘无毛，有时基生叶叶鞘疏生柔毛；叶片扁平，长披针形，上面粗糙，下面较光滑。穗状花序分为若干节，每节着生3枚完全发育的小穗，每小穗有花2朵；内外颖均为线形或线状披针形；雄蕊3枚；子房1枚。颖果背面有沟。花期3~4月，果期4～5月。

【生境及分布】适应性较强，分布广，寒冷或温暖的气候均能生长。以疏松、肥沃的微碱性土壤栽培为宜。我国各地均有栽种。

【药用部位及采收】药用颖果及新发的幼芽（药名为"麦芽"）。大麦：4～5月果实成熟时采收，晒干，脱粒备用。麦芽：取净大麦，清水浸泡3～4小时，捞出，置能排水的容器中，盖好，每日淋水2～3次，保持湿润。至芽长2～3mm时，取出，晒干备用。

【性能功效】大麦：味甘，性凉。健脾和胃，宽肠利水。麦芽：味甘，性平。行气消食，健脾开胃，退乳消肿。

【单方验方】大麦：1. 治食饱烦胀欲睡：大麦面熬香，水煎，每次服6g。2. 治小便卒淋涩痛：大麦90g，水煎，加适量生姜汁、蜂蜜混合，食前服。3. 治汤火灼伤：大麦炒黑，研末，油调涂搽患处。

麦芽：1. 治乳腺增生：麦芽50g，山楂、五味子各15g，水煎，每日1剂，分2次服。10剂为1个疗程，连用2～8个疗程。2. 用于回乳：生麦芽125g，加水煎煮2次，分3次服；或炒麦芽研末，开水送服，每次15g，每日4次。均可连用3日。3. 治乳汁自溢症：生麦芽100～200g煎汤，分3～4次服。4. 治食积不化、脘腹胀满：炒麦芽、炒谷芽各12g，山楂、莱菔子、陈皮各10g，水煎服。5. 治妇女回乳胀痛：大麦芽60g，水煎服，连服6天。

【药膳】干燥种仁，去种皮，洗净，煮粥食用；研细粉，做糕、馒头、花卷或饼食用。

【主要化学成分】大麦颖果含淀粉，蛋白质，脂类，维生素类和无机元素钙、磷、铁等。麦芽含淀粉酶，转化糖酶，蛋白质分解酶，维生素类，脂肪，磷脂，糊精，麦芽糖，葡萄糖及微量的大麦芽碱等。

【现代研究】药理研究显示，麦芽有帮助消化，抑制催乳素分泌，抗霉菌，降低正常人血糖，抗氧化，抗血小板凝聚，调节血脂和保护肝脏等作用。临床上麦子用于治疗乳腺增生症，乳汁自溢，消化不良腹胀痛和烫伤等。麦芽用于治疗乳腺增生症，乳汁自溢，胆固醇增高，病毒性肝炎，青春期乳腺增生，子宫肌瘤，肝肿大和腱鞘囊肿等。

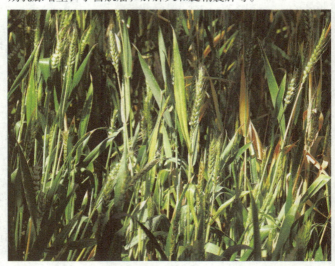

46 白茅根

【别名】白茅，茅根。

【医籍记载】《本经》："主劳伤虚羸，补中益气，除瘀血，血闭寒热，利小便。"

【来源】禾本科植物白茅 *Imperata cylindrica* Beauv. var. *major* (Nees) C. E. Hubb.。

【形态特征】
多年生草本。根茎密生鳞片。秆丛生，具2～3节，节上生柔毛。叶多丛生，叶鞘聚集于秆基部，叶片线形，根生叶较长，茎生叶短。圆锥花序柱状；分枝短缩密集；雄蕊2枚，花药黄色。颖果。

【生境及分布】
生于山野、草坡、土坎向阳处。喜温暖湿润气候，喜阳耐寒，宜选坡地或平地栽培。我国各地均有分

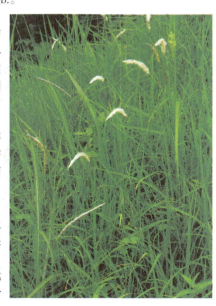

布。

【药用部位及采收】药用根茎。春秋季采挖，除去地上部分和鳞片状的叶鞘、泥土，洗净，鲜用，或扎把晒干备用。

【性能功效】味甘、淡，性凉。凉血止血，清热通淋。

【单方验方】1．治虚劳咳血：白茅根100g，鲜藕100g（切片），浓煎后频饮。2．治热淋小便短赤：白茅根100g，天胡荽50g，水煎服。3．治水肿：白茅根、三白草、大通草根各30g，水煎服。4．治小儿夏季热或兼鼻衄：鲜白茅根50g，捣烂取汁20～30ml，饮服。

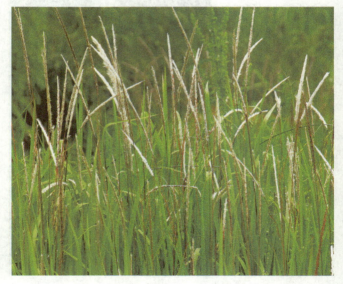

【药膳】鲜根茎洗净，生食、开水氽后凉拌，或与肉炖后食用。

【园艺价值】做地栽、盆栽或插花配材观赏。观叶类。

【主要化学成分】根茎含多量蔗糖，葡萄糖，少量果糖，木糖，柠檬酸，草酸，苹果酸，淀粉，芦竹素，印白茅素，枸橼酸，白头翁素，维生素，类胡萝卜素和钾盐等。

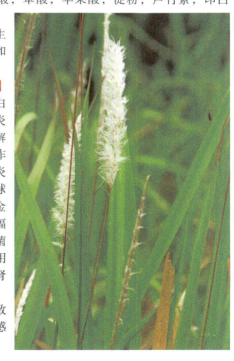

【现代研究】药理研究显示，白茅根有止血，抗炎性渗出，镇痛，解酒毒和利尿等作用，还有抑制肺炎链球菌、卡他球菌、流感杆菌、金黄色葡萄球菌及福氏、宋氏痢疾杆菌的作用。临床上用于治疗肾小球肾炎，血尿，肝炎，口腔炎，发热所致的烦渴、呕吐和感冒等。

47 淡 竹

【别名】淡竹叶，竹茹，青竹茹，淡竹笋。

【医籍记载】《名医别录》：（叶）"主胸中痰热，咳逆上气。"《本草述》：（中间层）"除胃烦不眠，疗妊娠烦躁。"《食物本草》：（笋）"消痰，除热狂。"

【来源】禾本科植物淡竹 *Phyllostachys nigra* (Lodd. ex Lindl) Munro var. *henonis* (Mitf.) Stapf ex Rendle。

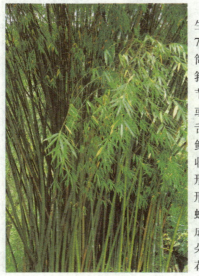

【形态特征】多年生常绿乔木或灌木，秆高7~18m，直径3~10cm，圆筒形，绿色，无毛秆环及箨环均甚隆起。秆箨长于节间，硬纸质，背面无毛或具微毛；箨耳显著；箨舌发达；箨叶长披针形，鲜绿色，先端渐尖，基部收缩。叶片质薄，狭披针形，先端渐尖。主枝三棱形或微具四方形，具白色蜡粉。穗状花序小枝排列成覆瓦状，小穗含花2~3朵，颖1~2片；雄蕊3枚，花丝甚长；子房尖卵形，花柱丝状。笋期4~5月。

【生境及分布】常栽植于庭院周围。喜温暖湿润气候，忌严寒和强风。宜选背风向阳山坡、村庄附近缓坡平地及近水旁栽种，以湿润、肥沃和排水良好的中性砂质土壤为宜。分布于我国长江以南地区。

【药用部位及采收】药用叶，干燥或新鲜中间层（药名为"竹茹"）和嫩芽。叶：随时采用鲜品或晒干备用。中间层：冬季砍伐当年生长的新竹，除去枝叶，锯成段，刮去青皮，将中间层刮成丝状，摊放晾晒干备用。

【性能功效】叶：味甘、淡，性凉。清热除烦，生津，利尿。竹茹：味甘，性微寒。清热化痰，除烦止呕。笋：甘，寒。清热消痰。

【单方验方】叶：1. 治热病伤津，烦热口渴：竹叶、

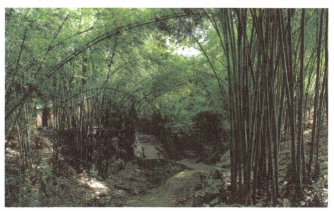

麦冬、天花粉各12g，石膏30g，水煎服。2．治感冒发热、咽痛、口干：竹叶、连翘、薄荷各12g，金银花20g，水煎服。3．治口舌生疮或小便淋涩热痛：竹叶10g，生地12g，木通6g，甘草梢6g，水煎服。

竹茹：1．治呕吐：竹茹30g，陈皮12g，水煎取汁，生姜汁兑服。2．治痰浊上犯眩晕：茯苓30g，白术、党参各12g，桂枝、竹茹、半夏、陈皮、天麻各9g，生姜3片，大枣7枚，水煎服。3．治胃脘痛：黄连3～9g，半夏、陈皮、茯苓、姜竹茹、枳壳各10g，炙甘草6g，水煎服。4．治痰扰心烦不眠：竹茹、枳实、半夏、茯苓各10g，水煎服。

【药膳】竹笋为食用佳品。鲜嫩竹笋洗净，炒熟食或切片做汤，或与肉炖后食用。干品温水浸泡后使用同鲜品。

【园艺价值】做地栽、盆栽或插花配材观赏。观叶类。

【主要化学成分】叶含酚类，氨基酸，有机酸和糖类等。竹茹含有2,5-二甲氧基对苯醌，对羟基苯甲醛，丁香醛，松柏醛，对苯二甲酸和β-羟乙基甲基酯等。嫩芽含维生素B_{12}。

【现代研究】药理研究显示，叶能增加尿中氯化物排出量；有抑制小白鼠肉瘤（S_{180}）及艾氏腹水癌（EC）的作用；还有增高血糖，提高机体免疫功能和抑菌等作用。竹茹有较强抑制白色葡萄球菌、枯草杆菌、大肠杆菌及伤寒杆菌等的作用，有升高血糖，增加尿中氯化物排泄等作用。临床上淡竹的叶用于治疗感冒发热，急性泌尿道感染，小便涩痛，口腔溃疡，胃肿瘤化疗毒副反应和膀胱癌等。竹茹用于治疗高血压病眩晕，神经官能症，消化道溃疡，胃痛和胆汁返流性胃炎等。

48 谷 芽

【别名】稻芽。

【医籍记载】《本草纲目》："快脾开胃，下气和中，消食化积。"

【来源】禾本科植物稻Oryza sativa L.。

【形态特征】一年生草本。秆直立，丛生，高约1m。中空，有节，有分蘖。叶具叶鞘，叶鞘无毛；叶舌膜质而较硬，披针形，基部两侧下延与叶鞘边缘相结合；叶片线形，扁平，叶脉明显。圆锥花序疏松，成熟时向下弯曲，常粗糙；每小穗仅1朵花，不育花外稃锥刺状，可育花外稃硬纸

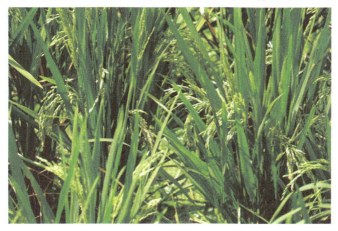

质；雄蕊6枚；子房长圆形。颖果矩圆形，平滑，深黄色或白色。种子具有明显的线状种脐。

【生境及分布】陆生栽种植物。我国南北各地均有栽培。

【药用部位及采收】药用成熟颖果所发的芽（药名为"谷芽"）。秋季颖果成熟时采收，脱下果实，晒干备用。取净稻谷，清水浸泡1~2天，捞出，置能排水的容器中，盖好，每日淋水1次，保持湿润。至芽长3~7mm时，取出，晒干备用。

【性能功效】味甘，性平。和中消食，健脾开胃。

【单方验方】1. 治食滞脘腹胀满：谷芽、麦芽、山楂各

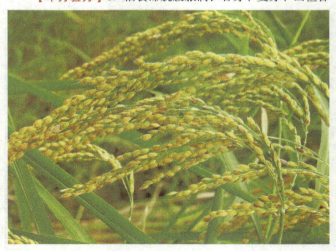

12g，青皮6g，水煎服。2．治脾虚食少：谷芽、党参、白术各12g，陈皮10g，水煎服。

【药膳】种仁干燥，去种皮，洗净，煮粥食用；研细粉，蒸糕或饼食用。

【主要化学成分】颖果含淀粉酶，维生素B₁，淀粉，蛋白质，脂肪，胆碱，腺嘌呤及单软脂酸卵磷脂等，尚含天门冬氨酸，亮氨酸，苏氨酸，丝氨酸，甘氨酸，蛋氨酸和苯丙氨酸等。

【现代研究】药理研究显示，谷芽有促进消化，增进食欲的作用。临床上用于治疗乙型病毒性肝炎，小儿单纯性消化不良，小儿厌食症，胆汁返流性胃炎，胃癌和老年非溃疡性消化不良等。

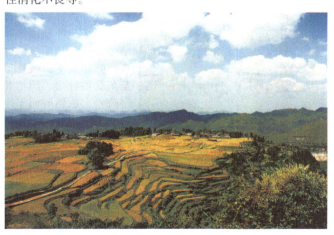

49 糯 稻

【别名】糯稻须根，糯米。

【医籍记载】《名医别录》：（种仁）"温中，令人多热，大便坚。"《本草再新》：（根茎及根）"补气化痰，滋阴壮胃，除风湿。"

【来源】禾本科植物糯稻Oryza sativa L. var. glutinosa Matsum.。

【形态特征】一年生栽培植物。秆直立，丛生，高约

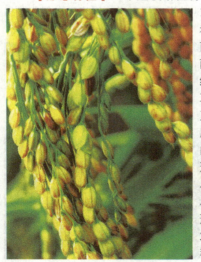

1m。叶鞘无毛，下部者长于节间；叶舌膜质而较硬，披针形，基部两侧下延与叶鞘边缘相结合，幼时具明显的叶耳；叶片扁平，披针形至条状披针形。圆锥花序疏松，成熟时向下弯曲，粗糙；小穗长圆形，两侧压扁，含3朵小花；颖极度退化，在小穗柄之顶端成为半月形的痕迹；退化外稃长3～4mm，两性小花，外稃有5条脉，常具细毛，

有芒或无芒，内稃有3条脉；鳞被2片，卵圆形；雄蕊6枚；花柱2枚，筒短，柱头自小花两侧伸出。颖果平滑。花、果期6～10月。

【生境及分布】我国南北各地适宜生长区均有栽培。

【药用部位及采收】药用根茎及根，种子。根及根茎：夏秋季，糯稻收割后，挖取根茎及须根，除去残茎，洗净，晒干备用。种仁：秋季果实成熟时采收，除去稻壳，取出种仁（名为"糯米"），晒干备用。

【性能功效】种仁：甘，温。补中益气。根茎及根：甘，凉。益胃生津，止虚汗，退虚热。

【单方验方】种仁：1. 治消渴：糯米、桑白皮等份，取30g，水煎口渴时饮用，不拘时。2. 治自汗、盗汗：糯米、

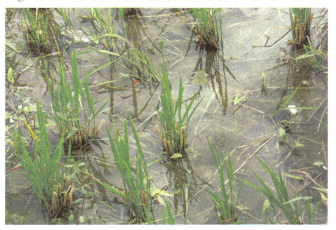

小麦等量，同炒研末，取10g，米汤送服。3．治虚劳体弱：糯米适量，置猪肚中蒸熟，制成丸子，日日服之。

根茎及根：1．治阴虚发热：糯稻须根、生地、麦冬、地骨皮各12g，水煎服。2．治自汗、盗汗：糯稻须根、浮小麦、黄芪各15g，水煎服。

【药膳】种仁干燥，去种皮，洗净，煮粥食用；研细粉，蒸糕或饼食用。

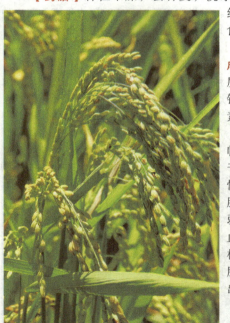

【主要化学成分】糯米含蛋白质，脂肪，糖类，钙，磷，铁和维生素类等。

【现代研究】临床上糯稻种仁用于治疗慢性肝炎，慢性胃炎，十二指肠溃疡病，神经衰弱，产后痢疾，贫血和消化不良等。根茎及根用于治疗肝炎，丝虫病，鼻出血等。

50 稷

【别名】黍米。

【医籍记载】《名医别录》："丹黍米，主咳逆，霍乱，止泄，除热，止烦渴。"

【来源】禾本科植物黍*Panicum miliaceum* L.。

【形态特征】一年生栽培草本。秆粗壮，直立，单生或少数丛生，高60～120cm，有时有分支，节密被髭毛，节下具疣毛。叶鞘松弛，被疣基毛；叶片线状披针形，具柔毛或无毛，边缘常粗糙。圆锥花序开展或紧密，成熟后下垂，分支具角棱，边缘具糙刺毛，下部裸露，上部密生小枝与小穗；小穗卵状椭圆形；颖纸质，无毛，第1颖长为小穗的1/2～2/3，先端尖，具5～7条脉，第2颖与小穗等长，通常具11条

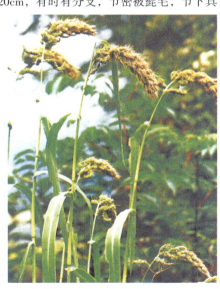

脉，其脉先端渐汇合成喙状；第1外稃形似第2颖，具11～13条脉，内稃薄膜质，较短小，先端微凹。谷粒圆形或椭圆形，乳白色或褐色。花、果期7～10月。

【生境及分布】喜寒冷干旱气候，耐旱，耐盐碱。以土质疏松、肥沃和排水良好的土壤栽培为宜。我国东北、华北、西北、华南、西南以及华东等地山区都有栽培。

【药用部位及采收】药用种子。秋季采收，碾去壳，晒干备用。

【性能功效】味甘，性微温。益气补中，除烦止渴，解毒。

【单方验方】1. 治小儿鹅口疮吮乳困难：稷煮汁，涂搽口腔。2. 治烫火伤：稷、六曲等份，各焙成炭，捣末，鸡子白调和涂之（《肘后方》）。

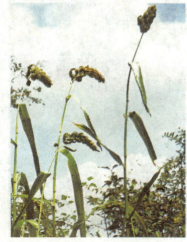

【药膳】种仁干燥，去种皮，洗净，煮粥食用；研细粉，蒸糕或饼食用。

【主要化学成分】种仁含灰分，粗纤维，粗蛋白，淀粉，亚油酸，粟素，鞣质和肌醇六磷酸等。

【现代研究】药理研究显示，稷可以抑制胰淀粉酶活性。临床上用于治疗伤寒病，鹅口疮，烫火伤，慢性痢疾难愈和小儿消化不良等。

51 甘 蔗

【别名】干蔗，甜蔗。

【医籍记载】《名医别录》："主下气和中，助脾胃，利大肠。"

【来源】禾本科植物甘蔗 *Saccharum sinensis* Roxb.。

【形态特征】多年生草本。秆直立，粗壮，高2～4m，绿色或淡紫色，表面常被白粉。叶片阔而长，两面粗糙，边缘粗糙或具小锐齿，中脉粗厚。圆锥花序白色，生于秆顶，花序柄无毛，分支纤细，节间无毛，小穗长3～4mm，小穗柄无毛，呈披针形。

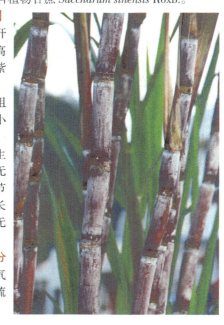

【生境及分布】喜温暖湿润气候，以土壤深厚、疏松肥沃、排水良好、

阳光充足的土壤栽培为宜。我国亚热带及热带地区有栽种。

【药用部位及采收】药用地上茎或捣烂取汁。秋冬季采收，除去叶、根，鲜用或捣汁用。

【性能功效】味甘，性寒。清热，生津，下气，润燥。

【单方验方】1.治发热口干，小便涩痛：甘蔗去皮，尽量嚼烂后咽汁；若口痛，将其捣烂取汁饮服。2.治虚热口干、反胃：甘蔗汁50ml、生姜汁15ml，每日1次饮服。3.治肺燥咳嗽、咽干：鲜甘蔗、梨适量，绞汁饮服，每日适量。4.治大便干燥：鲜甘蔗汁、青皮水煎液、蜂蜜各50ml混匀，早、晚空腹饮服1次。

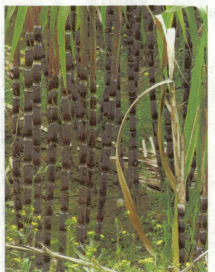

【药膳】鲜甘蔗茎直接食用，或榨汁饮服；加工压榨成为红糖、白糖做食品调料。

【主要化学成分】甘蔗茎含蔗糖，纤维素，蛋白质，多种氨基酸和维生素等。

【现代研究】临床上甘蔗用于治疗便秘，发热口渴，外感暑热和秋季燥咳少痰等。

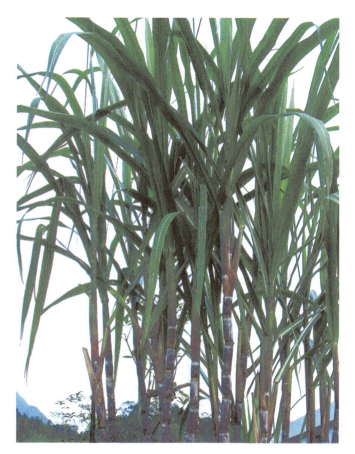

52 高 粱

【别名】芦粟。

【医籍记载】《本草纲目》:"温中,涩肠胃,止霍乱。"

【来源】禾本科植物高粱*Sorghum vulgare* Pers.。

【形态特征】一年生栽培植物。叶鞘无毛或被白粉;叶舌硬纸质,先端圆,边缘有纤毛;叶片狭长披针形。圆锥花序有轮生、互生或对生的分支;无柄小穗卵状椭圆形,颖片成熟时下部硬革质,光滑无毛,上部及边缘具短柔毛,两性,有柄小穗雄性或中性;穗轴节间及小穗柄为线形,边缘均具纤毛;第一颖背部突起或扁平,第二颖舟形,有脊;第一外稃透明膜质,第二外稃长圆形或线形。颖果倒卵形,成熟后露出颖外。花、果期秋季。

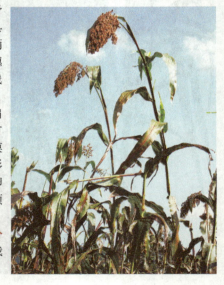

【生境及分布】我国北方普遍栽培,南方也有种植。

喜温暖湿润气候，耐旱，以土壤疏松、肥沃、富含腐殖质的土壤栽培为宜。

【药用部位及采收】药用种仁、根。种仁：秋季果实成熟时采收，除去果皮，搓出种子，晒干备用。根：秋季采挖，洗净，晒干备用。

【性能功效】味甘、涩，性温。益中，利气，止泄。

【单方验方】1. 治胃痛：高粱、万年荞各10g，水煎服。2. 治午后发热：高粱、青蒿、地骨皮各10g，水煎服。3. 治咳嗽：高粱根30g，水煎服。

【药膳】种仁干燥，去种皮，洗净，煮粥食用；研细粉，蒸糕或饼食用。

【主要化学成分】高粱幼芽，果实含对-羟基扁桃腈-葡萄糖苷，水解产生p-羟基苯甲醛，HCN和葡萄糖。

【现代研究】临床上高粱用于治疗霍乱，腹泻及小便不利等。

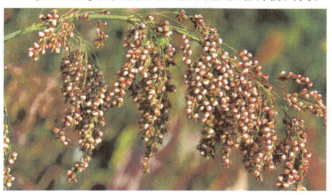

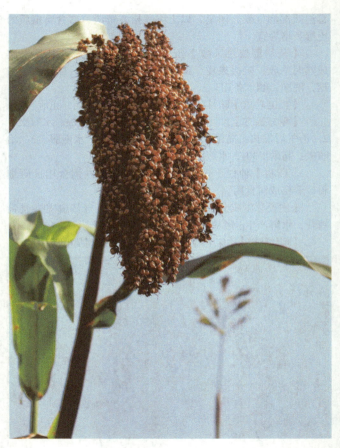

53　粟　米

【别名】小米。

【医籍记载】《名医别录》："主养肾气，去脾胃中热，益气。陈者主胃热，消渴，利小便。"

【来源】禾本科植物粟Setaria italica (L.) Beauv. var. germanica (Mill.) Schred.。

【形态特征】一年生草本，高60~150cm。秆直立，粗壮。叶片披针形或线状披针形，先端尖长，基部圆形，下面较秃，上面粗糙，叶鞘无毛。圆锥花序穗状顶生，通常下垂，长20~30cm，茎粗2~5cm；小穗圆柱形，基部有刚毛1~3根；第一颖卵形，第二颖椭圆形；与不孕小花的外稃等长，脉5~7条。谷粒与外稃等长，卵形或圆球形，成熟后与其他小穗部分分离。花期夏秋季。

【生境及分布】我国北方广为栽培。

【药用部位及采收】药用颖果。秋季果实成熟时采收，打下种子，去净杂质，晒干备用。

【性能功效】味甘、咸，性凉。和中，益肾，除热，解毒。

【单方验方】

1. 治脾胃虚弱：

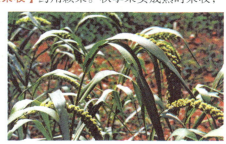

粟米半升，杵为粉，水调和做丸如梧桐子大，煮熟，放少许盐，空心服下。2. 治消渴口干：粟米煮饭，时时食之。3. 治烧烫灼伤：粟米炒焦，投水取汁，煎稠如糖，频涂伤处。

【药膳】种仁干燥，去种皮，洗净，煮粥食用；研细粉，蒸糕或饼食用。

【主要化学成分】粟米含有 α-粟素和 β-粟素，白瑞香苷，甘油单葡萄藤脂，蔗糖，脂肪，蛋白质，淀粉和还原糖等。种子蛋白质中含多量谷氨酸、脯氨酸、丙氨酸和蛋氨酸等。

【现代研究】药理研究显示，粟米所含白瑞香苷有一定的抗菌作用。临床上用于治疗久病体弱，慢性消化不良，产后体虚少食，大病之后虚汗不止等。

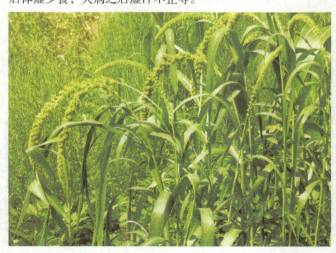

54　小　麦

【别名】麦子，浮小麦。

【医籍记载】《名医别录》：（小麦）"除热，止燥渴，利小便，养肝气，止漏血、唾血。"《本草纲目》：（浮小麦）"益气除热，止自汗、盗汗，骨蒸劳热，妇人劳热。"

【来源】禾本科植物小麦 *Triticum aestivum* L.。

【形态特征】

一年或二年生草本，高60~100cm。秆直立，通常具6~9节。叶鞘光滑，常较节间为短；叶舌膜质，短小；叶片扁平，长披针形，先端渐尖，基部方圆形。穗状花序直立，长3~10cm；小穗两侧扁平，每个小穗花具3~9朵，仅下部的花结实；颖短，革质；第一颖较第二颖宽；外稃

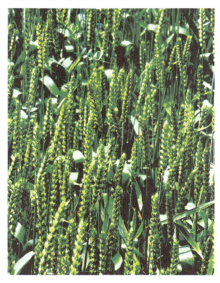

膜质，微裂成3齿状，背面5~9条脉；雄蕊3枚；子房卵形。颖果矩圆形或近卵形，浅褐色。花期4~5月，果期5~6月。

【生境及分布】我国各地广为栽培。

【药用部位及采收】药用成熟或未成熟的颖果。成熟颖果：果实成熟时采收，脱粒晒干备用，或研粉。未成熟颖果（药名为"浮小麦"）：果实成熟采收时，取瘪瘦轻浮与未脱净皮的麦粒，筛去灰屑，用水漂洗，晒干备用。

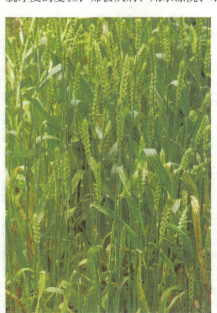

【性能功效】小麦：甘，凉。养心，益肾，除热，止渴。浮小麦：甘，凉。养心敛汗，除热，止渴。

【单方验方】小麦：1. 治妇人脏燥：小麦30g，甘草10g，大枣10枚，水煎服。2. 治消渴口干：小麦煮饭或煮粥，时时食之。3. 治老人小便淋漓，身热腹满：小麦30g，通草6g，水煎服。4. 治金疮出血不止：小麦粉适量，直接撒敷创面。

浮小麦：1．治自汗：单用浮小麦炒焦，研为细末，每次15~20g，米汤调下；或配黄芪12g，煅牡蛎20g，麻黄根12g，水煎服。2．治阴虚盗汗：浮小麦、五味子、麦冬、地骨皮各12g，水煎服。3．治阴虚发热、骨蒸劳热：浮小麦20g,玄参、麦冬、生地黄、地骨皮各10g，水煎服。

【药膳】种仁干燥，去种皮，洗净，煮粥食用；磨成面粉，做馒头、花卷或饼及糕点等食用。

【主要化学成分】小麦成熟颖果含淀粉53%~70%，另含有脂肪、蛋白质、糖类、糊精、纤维素等，少量淀粉酶、蛋白酶、精氨酸和微量的B族维生素。麦胚还含有植物凝集素等。未成熟颖果含有淀粉，蛋白质，糖类，脂肪和铁，钙，磷，维生素等。

【现代研究】临床上小麦用于治疗更年期综合征，糖尿病，老年体弱小便淋漓和外伤出血等。浮小麦用于治疗体虚久病多汗等。

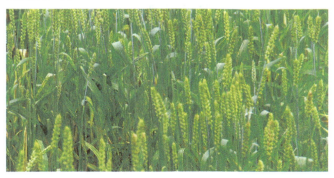

55 玉 米

【别名】玉蜀黍，苞谷须，玉米须。

【医籍记载】《本草纲目》："（玉米）调中开胃。"
《滇南本草图说》："（玉米须）宽肠下气。治妇人乳结红
肿，乳汁不通，红肿热痛，怕冷发热，头痛体困。"

【来源】禾本科植物玉蜀黍 *Zea mays* L.。

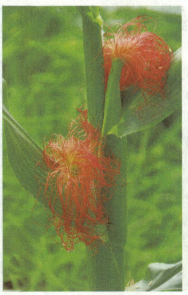

【形态特征】一年
生草本。植株高大，秆粗
壮，直立，高1~4m。叶片
长大，线状披针形，边缘
呈波状皱褶，中脉强壮。
雄花圆锥花序顶生；雌小
穗密集排列于粗壮穗轴
上，雌花柱极细长而弱。
颖果长圆柱形。

【生境及分布】我国
各地普遍栽种。

【药用部位及采收】
药用种子，花柱及柱头
（药名为"玉米须"）。
种子：种子成熟时采收玉
米棒，脱下种子，晒干备
用。花柱及柱头：采收玉

· 160 ·

米棒时，分离花柱头，晒干或晾干备用。

【**性能功效**】玉米须：味甘，性平。利水，消肿，通淋，退黄。玉米：味甘，性平。调中开胃，利尿消肿。

【**单方验方**】玉米须：1．治水肿：玉米须、臭草各20g，豆腐水适量，煎服。2．治湿热黄疸：玉米须、凤尾草、积雪草各20g，水煎服。3．治乳糜血尿：玉米须50g，葵花杆心、侧柏叶各9g，水煎服。4．治消渴病口渴多饮：玉米须、大玉竹各20g，水煎服。

玉米：治小便不利，水肿：玉米粉90g，山药60g，煮食或磨成粉做饼。

【**药膳**】花轴、花柱、种子鲜用或干制。鲜品煮熟、煮

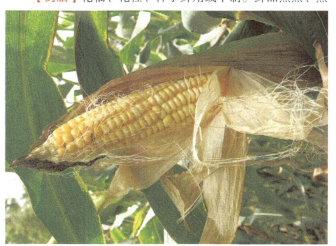

粥作为主食食用；或加工成多种食品，制作淀粉，榨油等食用。

【**主要化学成分**】种子含淀粉，脂肪油，生物碱，玉蜀黍黄质，果胶，槲皮素及B族维生素等。玉米须含有机酸，脂肪油，维生素K，α-托科醌，β-谷甾醇，豆甾醇，玉蜀黍酸，生物碱及挥发油等。

【**现代研究**】药理研究显示，玉米须对正常人有轻度利尿、降压、显著降血糖、降低血清胆固醇含量等作用，使胆汁中的有机物和渣滓减少，降低黏稠度、比重和胆红素含量以增加胆汁排出。临床上用于治疗慢性肾炎，肾性水肿，肝硬化，晚期血吸虫病腹水以及营养不良性水肿，高血压病，糖尿病和乳糜血尿等。

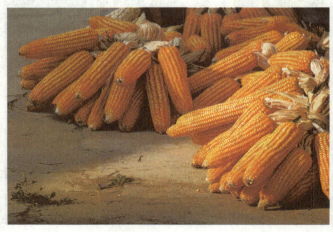

56 箬 竹

【别名】箬叶，粽粑叶。

【医籍记载】《本草纲目》：“治男女吐血、衄血、呕血、咯血、下血，……又通小便，利肺气，喉痹，痈肿。”

【来源】禾本科竹亚科植物箬竹*Indocalamus tessellates* (Munro) Keng f.。

【形态特征】

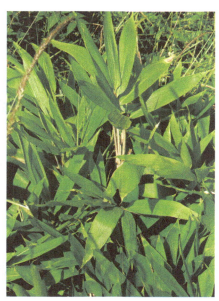

多年生木本，秆高约75cm，圆筒形或顶端节间稍扁平。箨鞘长20～25cm，下部边缘具柔软之褐色纤毛，呈流苏状；箨舌顶端呈弧形。两侧各具少数繸毛；箨叶的大小多变化，形甚窄；秆上每节生枝条1枝（稀有2枝者）。叶在成长植株上弯成弧形，叶片长披针形，先端渐尖，延伸成一细尖头；上面绿色，有光，下面灰绿色，散生橘色短柔毛；中脉宽而隆起，小横脉极明显；叶基急剧收缩，叶缘有尖锐小锯齿尖；叶柄较粗壮而微带紫色。花序未见。

【生境及分布】生于海拔300~1400m的山坡路旁。分布于长江流域等地，亦有栽种。

【药用部位及采收】药用叶。全年可采，洗净，晒干备用。

【性能功效】味甘，性寒。清热止血，解毒消肿。

【单方验方】1. 治鼻衄：白面、箬竹烧灰各9g，研末混匀，开水调服。2. 治小便淋涩不通：箬竹、滑石各15g，研末，每次6~9g，米汤调服。3. 治咽喉热痛：箬竹、灯芯草烧灰，各3~5g，吹入咽喉。

【药膳】新鲜叶片用于包粽子。

【园艺价值】做地栽、盆栽或绿化林丛观赏。观叶类。

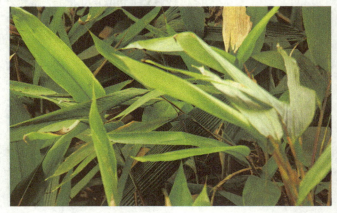

【现代研究】药理研究显示，箬竹有抗肝损伤，抗氧化等作用。临床上用于治疗鼻出血，急性膀胱炎小便涩痛和咽喉炎肿痛等。

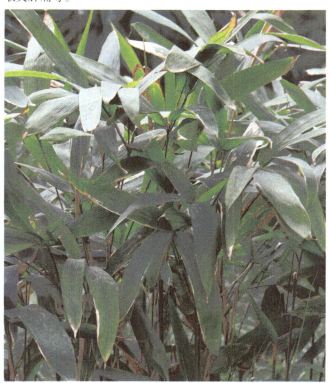

57 茭 白

【别名】茭瓜，菰根。

【医籍记载】《名医别录》：（菰根）"主肠胃痼热，消渴，止小便利。"《本草拾遗》：（茭白）"去烦热，止渴，除目黄，利大小便，止热痢，解酒毒。"

【来源】禾本科植物菰 *Zizania caduciflora* (Turcz. ex Trin.) Hand-Mazz.。

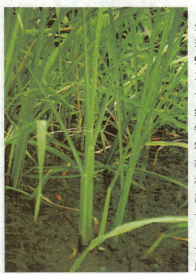

【形态特征】多年生水生草本。具根茎，须根粗壮；秆直立，高90～180cm，基部节上具不定根。叶鞘肥厚，长于节间，基部常具横脉纹；叶片扁平，线状披针形，下面光滑，上面粗糙。圆锥花序簇生，雄性小穗紫色，雄蕊6枚；雌性小穗多位于花序上部。颖果圆柱形，长约10mm。花期秋季。

【生境及分布】生长于湖泊、池沼中，适应性强，温暖、寒冷的气候均能生长，宜选择土层深厚、肥沃的水田栽种。分布于我国南北各地。

【药用部位及采收】药用根茎及根，嫩茎被菰黑粉菌 *Yenia esculentu* (P. Henn.) Liou 刺激而形成的纺锤形肥大部分。秋季采收，鲜用或晒干备用。

【性能功效】茭白根：味甘，性寒。除烦止渴，清热解毒。茭白：味甘，性凉。解热毒，生津除烦，利二便。

【单方验方】茭白根：1. 治暑热腹痛：鲜茭白根60~90g，水煎服。2. 治湿热黄疸，小便不利：鲜茭白根30~60g，水煎服。3. 治小儿麻疹高热不退：茭白根、白茅根、芦根各30g，水煎代茶饮。

茭白：1. 治产后乳汁不下：茭白30~50g，通草10g，炖猪脚，食肉喝汤。2. 治疮溃不愈：鲜茭白适量，捣烂外敷局

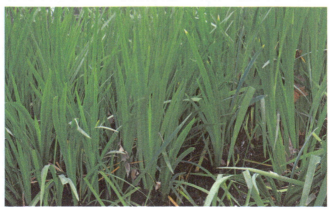

部。3. 治心肝火旺心烦、便秘：茭白100g，芹菜50g，煎汤饮服。4. 治湿热淋证或黄疸：茭白、车前草各20g，水煎服。

【药膳】《食疗本草》："利五脏邪气，酒皶面赤，白癞，疬疡，目赤，热毒风气，卒心痛，可盐、醋煮食之。"鲜花茎洗净，生食，或开水汆后凉拌食用，也可以炒熟食，或炖汤食用。

【园艺价值】在水域中栽种观赏，叶做插花配材。

【主要化学成分】茭白含有粗蛋白，脂肪，粗纤维，葡萄糖，胡萝卜素，多种维生素和磷酸等。

【现代研究】茭白在临床上用于治疗高血压病，黄疸型肝炎，急性膀胱炎，疮痈久溃不愈和产后乳汁不下等。

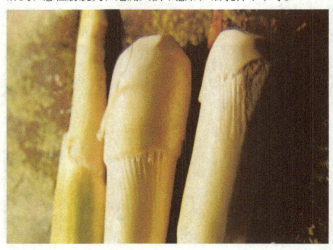

58 胡 椒

【别名】白胡椒，黑胡椒。

【医籍记载】《新修本草》："主下气，温中，去痰，除脏腑中风冷。"

【来源】胡椒科植物胡椒 *Piper nigrum* L.。

【形态特征】多年生木质藤本，长达数十米；节部膨大，常生不定根。叶互生，近革质，叶片阔卵形至椭圆形，基出脉5～7条，网状脉明显，全缘，两面无毛。花单性，雌雄异株；穗状花序，总花梗长5～15cm，雄蕊2枚，花药肾形；子房上位。浆果球形，熟时红色，干后黑色。花期6～10月，果期10月至翌年4月。

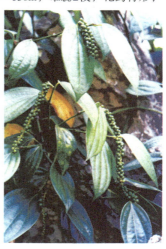

【生境及分布】属温湿型植物，宜选静风环境栽培。要求深厚、肥沃、通气、保水性强、微酸性的土壤。我国广东、海南、广西、云南和福建等地有栽种。

【药用部位及采收】药用近成熟果实或成熟果实。栽培后3～4年收获。果穗在开水中煮片刻，烘干或晒干，果皮变黑起皱褶即得黑胡椒。果穗用流水浸至果皮腐烂，去皮，晒干，为商品白胡椒。

【性能功效】味辛，性热。温中散寒，下气，消痰。

【单方验方】1. 治胃肠中寒致脘腹疼痛、呕吐：胡椒12g，单用研末入猪肚中炖服；或胡椒、高良姜、荜茇各6g，生姜水煎服，每日1剂。2. 治脾胃虚寒泄泻：胡椒、吴茱萸各6g，白术、山药各12g，水煎服；或单味胡椒适量研末，敷贴脐部。3. 治癫痫痰多：胡椒、荜茇各等量，研末，每次3~6g，温开水吞服。

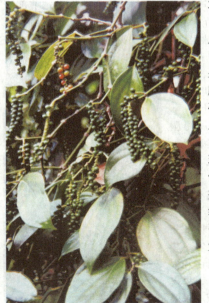

【药膳】现代常用做食品调料。

【主要化学成分】果实含胡椒碱，胡椒酰胺，次胡椒酰胺，胡椒亭碱，胡椒油碱B和挥发油等。

【现代研究】药理研究显示，胡椒有抗惊厥，抗炎，镇静和镇痛等作用；体内外有杀绦虫作用，实验室中能引起血压升高，对脉搏无显著影响。

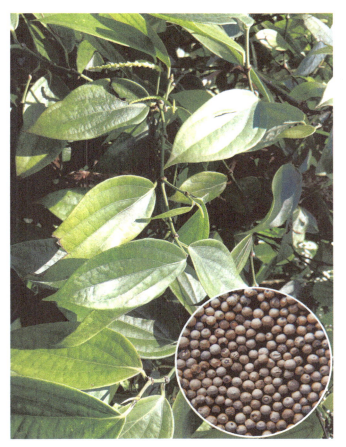

59 黑芝麻

【别名】芝麻，脂麻。

【医籍记载】《本经》："主伤中，虚羸，补五内，益气力，长肌肉，填脑髓。"

【来源】胡麻科植物芝麻 *Sesamum indicum* L.。

【形态特征】一年生草本，高80～180cm。茎直立，四棱形，棱角突出，基部稍木质化。叶对生，或上部互生；叶片卵形、长圆形或披针形先端急尖或渐尖，基部楔形，全缘，有锯齿或下部叶3浅裂，表面绿色，背面淡绿色，两面无毛或稍被白色柔毛。花单生，或2～3朵于叶腋；花萼稍合生，5片，裂片披针形；花冠唇形筒状，白色，有紫色或黄色彩晕；雄蕊4

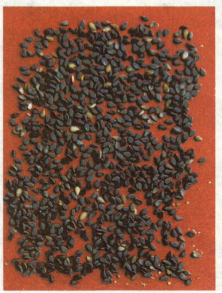

枚，着生于花冠筒基部，花药黄色；雌蕊1枚。蒴果椭圆形，多棱，纵裂，熟时黑褐色。花期5～9月，果期7～9月。

【生境及分布】常栽培于夏季气温较高，气候干燥，排水良好的砂壤土或壤土地区。我国除西藏高原外，各地均有栽培。

【药用部位及采收】药用成熟种子或种子油。8~9月果实黄黑时采收，割取全株，捆扎成小把，顶端向上，晒干，然后打下种子，去除杂质，再晒干备用。

【性能功效】味甘，性平。补肝肾，益精血，润肠燥。

【单方验方】1. 治肝肾亏虚，精血不足：单用黑芝麻蒸熟或炒脆研末，取20~30g，加适量蜂蜜调服；或加枣肉、蜂蜜制丸服。2. 治血虚津亏，或病后、产后肠燥便秘：单用黑芝麻研末，取20~30g蜂蜜冲服；或黑芝麻20g，当归、肉苁蓉各12g，水煎服。3. 治血热便血、痢疾下血：炒黑芝麻15g，生黑木耳、炒黑木耳各30g，共研末，每次取5g，沸水冲代茶饮。

【药膳】种仁干燥，洗净，作为食品调料用于炖汤、炒菜、凉拌等食用；榨取油食用。

【主要化学成分】黑芝麻含油脂（45%～60%），木脂类、芝麻酚，α-球蛋白，β-球蛋白，谷蛋白，多种氨基酸，芝麻糖，维生素E，植物甾醇，卵磷脂，叶酸，烟酸，细胞色素C及无机元素。

【现代研究】药理研究显示，黑芝麻有减轻炎性刺激，促进炎症修复，抑制肠道炎症反应，使肠道蠕动，预防肠粘连发生，降低胆固醇，降低血糖和延缓衰老等作用。临床上用于治疗消化性溃疡，便秘，寻常疣，肌肉注射后的局部硬结，中老年体虚和烧伤等。

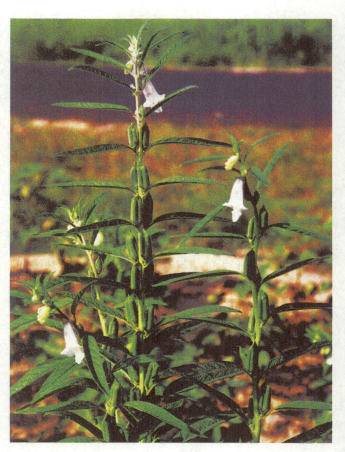

60 绞股蓝

【别名】七叶胆。

【医籍记载】《我国中草药汇编》："主治慢性支气管炎，传染性肝炎，肾盂炎，胃肠炎。"

【来源】葫芦科植物绞股蓝 *Gynostemma pentaphyllum* (Thunb.) Makino。

【形态特征】多年生攀援草本。茎细长，有棱。鸟趾状复叶，互生；小叶5~7片，披针形，先端急尖或短渐尖，基部楔形，中间小叶较大，两侧小叶渐小。花单性，雌雄异株，雄花为圆锥花序；花冠黄绿色；花萼5片；花瓣5瓣；雄蕊5枚；花柱3枚。浆果球形，成熟时黑色。

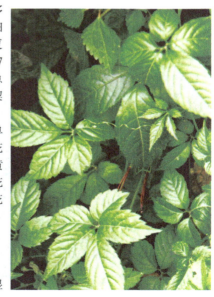

【生境及分布】生于林下或沟边。喜温暖气候和阴湿

环境，忌烈日直射，耐旱性差。宜选山地林下或阴坡山谷种植，以肥沃、疏松的砂壤土为宜。分布于我国南方各地。

【药用部位及采收】药用根茎及全株。每年夏秋季可采收3~4次，洗净，晒干备用。

【性能功效】味苦、酸，性寒。补益肝肾，清热解毒。

【单方验方】1. 治心血不养失眠：绞股蓝、山枝茶各30g，水煎服。2. 治肝阳上亢头痛：绞股蓝、苦丁茶、鲜荷叶各20g，水煎服。3. 治肺虚咳嗽：绞股蓝、大毛香各30g，水煎服。4. 治癌症后期体弱：绞股蓝30g，水煎代茶饮，每日1次。长期饮服。

【药膳】茎叶洗净，干燥备用。取适量开水冲泡，代茶饮服。

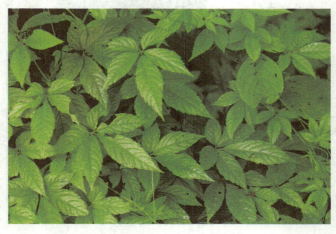

【园艺价值】做地栽、地被观赏。观叶类。

【主要化学成分】全草含绞股蓝皂苷，人参皂苷，多种氨基酸和维生素等。

【现代研究】药理研究显示，绞股蓝有增强巨噬细胞和白细胞的吞噬能力，保护缺血心肌，降血压，降血脂，抗肿瘤，抗衰老，抗血栓，增进性活力，保肝，抑制结石生成，抗溃疡和降血糖等作用。临床上用于治疗慢性支气管炎，高脂血症，血管神经性头痛，乙型肝炎，胎儿心律失常，消化道溃疡，放疗、化疗引起的白细胞减少，血小板减少和老年体虚等。

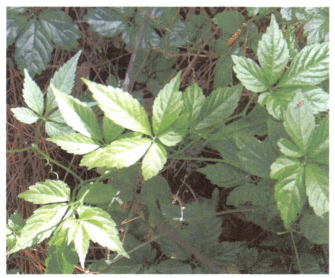

61 冬 瓜

【别名】冬瓜子，白瓜子，冬瓜皮。

【医籍记载】《本经》：（种子）"主令人悦泽，好颜色，益气不饥，久服轻身耐老。"《名医别录》：（果实）"主治小腹水胀，利小便，止渴。"《滇南本草》：（果皮）"止渴，消痰，利小便。"

【来源】葫芦科植物冬瓜 *Benincasa hispida* (Thunb.) Cogn.。

【形态特征】一年生攀援草本。茎有棱沟，密被黄褐色刺毛及长柔毛，卷须分支。单叶互生，叶柄粗大，长5~20 cm；叶片卵圆形或近于肾形，先端急尖，基部深心形，边缘具锯

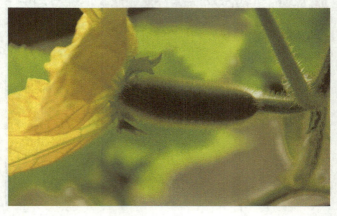

齿，两面均被粗毛。花单性，雌雄同株，花萼管状，5裂，裂片三角形；花冠黄色，5裂至基部；雄花有雄蕊5枚，花药卵形；雌花子房长圆筒形，密被黄褐色长硬毛。瓠果大型、肉质，椭圆形或长方椭圆形，先绿色后变白色，表面有硬毛和蜡质白粉。种子多数，卵形，白色，压扁。花期5~6月，果期6~8月。

【生境及分布】喜温暖气候，耐热，怕涝，忌低温，以土层深厚、排水良好的砂壤土或黏壤土栽培为宜。我国各地均有栽种。

【药用部位及采收】药用果实、果皮、种子。果实：夏末、秋季果实成熟时采收。果皮：将食用冬瓜时，削下的果皮晒干备用。种子：食用冬瓜时，收集成熟种子，洗净，晒干备用。

【性能功效】果实：味甘、淡，性凉。利水，消痰，清热，解毒。果皮：味甘、淡，性凉。利水，消痰，清热，解毒。种子：味甘，性微寒。清肺化痰，消痈排脓，利湿。

【单方验方】果实：1. 治水肿：冬瓜、葱白各适量，鲤鱼1条（重

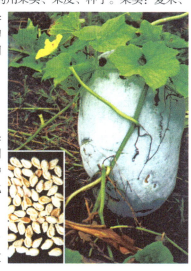

500g以上），炖做羹食。2．治热淋、小便涩痛：冬瓜500g，
葱白1握，切细；冬麻子半升，捣烂；煮冬瓜、葱白做羹，空
腹食之。3．治食鱼中毒：冬瓜适量，捣烂取汁饮服。4．治
痈疽发背：鲜冬瓜切片，敷疮上，瓜烂后更换再敷。

果皮：1．治湿盛水肿：冬瓜皮、白茅各20g，水煎服。
2．治冬季皮肤粗糙：鲜冬瓜切片，或捣烂取汁外搽患处。

种子：1．治痰热咳嗽：冬瓜子15g，浙贝母、牛蒡子、
枇杷叶各9g，黄芩6g，水煎服。2．治咽喉肿痛：冬瓜子、连
翘各15g，射干6g，桔梗、生甘草各4.5g，水煎服。3．治消
渴、小便多：干冬瓜子、麦冬、黄连各10g，水煎服。4．治
外伤身痛：冬瓜仁研末，每次9g，温酒送服。

【药膳】鲜果实去皮、去瓤，洗净后炒熟、切片做汤或
与肉炖熟后食用。

【主要化学成分】果实含蛋白质，粗纤维，胡萝卜素，
葡萄糖，核黄素，硫胺素，烟酸和维生素C等，以及钙，磷，
铁等微量元素。果皮含蜡类，树脂类，胆甾醇，三萜类，挥
发性物质，维生素，胡萝卜素，葡萄糖，果糖，淀粉，纤维
素，木质素和有机酸等。种子含三酰甘油，脂肪酸，磷脂酰
胆碱，神经鞘磷脂和甾醇类化合物等。

【现代研究】药理研究显示，冬瓜皮有利尿作用，种子有
免疫促进作用，核仁有抑制胰蛋白酶活力作用。临床上果实用
于治疗水肿，尿路感染，痰多气喘，痈肿，痔疮，食鱼中毒，
饮酒中毒，暑热烦闷及糖尿病等。果皮用于治疗荨麻疹，肺气
肿，急性肾炎水肿及糖尿病等。种子用于治疗支气管炎咳嗽痰
多，肺脓肿，急性阑尾炎，急性肾炎水肿及尿路感染等。

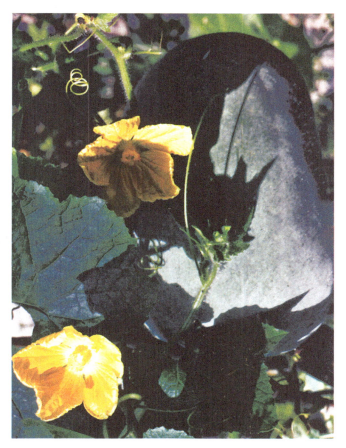

62 西 瓜

【别名】西瓜皮，西瓜翠衣。

【医籍记载】《饮膳正要》：（果汁）"主消渴，治心烦，解酒毒。"《本草再新》：（果皮）"能化热除烦，去风利湿。"

【来源】葫芦科植物西瓜Citrullus lanatus (Thunb.) Matsum. et Nakai。

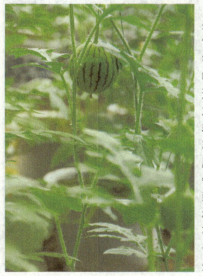

【形态特征】一年生蔓生草本。茎细弱，匍匐，略具4棱，嫩枝密被毛；卷须2分叉。叶互生，叶片三角状卵形、广卵形等，3深裂或近3全裂，中央裂片较长；两面均较粗糙。花单性同株，生于叶腋；雄花花萼合生成广钟形，被长毛，先端5裂，花冠绿色，雄蕊5枚；雌花较雄花大，花萼、花冠与雄花相似，子房下位，卵形，柱头短。瓠果近圆形或长椭圆形，表面绿色、浅绿色，具有深浅相间的条纹，亦有墨绿色条纹不明显者。种子多数，扁平。

【生境及分布】喜温暖、光照较强、无低温的气候环境。宜选河岸冲积土和耕作层深厚的砂质土壤栽培。我国各地普遍栽种。

【药用部位及采收】药用鲜果瓤（或压汁），果皮（药名为"西瓜翠衣"）。鲜果瓤：夏季采收成熟果实，食其瓤或压汁饮用。果皮：夏季收集西瓜皮，刮去内层柔软部分，洗净，晒干备用。

【性能功效】果汁：味甘，性寒。清热解暑，除烦止渴，利尿。果皮：味甘，性凉。清热，解渴，利尿。

【单方验方】果汁：1. 治夏季腹泻：西瓜汁7份，加大蒜汁3份，混合服用。2. 治阳明热盛，烦渴或有神昏：取西瓜捣汁，徐徐饮之。3. 治烫伤：西瓜取汁，置于干净玻璃瓶内密封；用脱脂棉浸西瓜汁敷于伤处，1日换数次。

果皮：1. 治小儿夏季热：西瓜翠衣、金银花各15g，太子参9g，扁豆花、薄荷（后下）各6g，鲜荷叶半张，水煎服。2. 治咽喉干痛、口唇燥裂：西瓜翠衣30g，水煎，每日2次服。3. 治

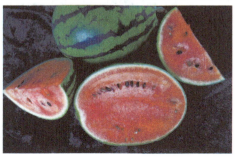

烧伤：西瓜翠衣研末，香油调敷于伤处，1日数换。4．治心火旺口舌生疮：西瓜翠衣15g，炒栀子6g，赤芍9g，黄连、生甘草各4.5g，水煎服。5．治牙痛：西瓜翠衣皮烧灰，取适量敷于痛处牙缝中。

【药膳】鲜果实去皮后，直接食用果瓤或饮服果汁；瓜皮可炒菜，或氽后凉拌食用。

【主要化学成分】西瓜瓤含总糖，蛋白质，鞣质和天冬氨酸，苏氨酸，丝氨酸，丙氨酸，缬氨酸，精氨酸等。西瓜皮含总糖，蛋白质，鞣质，微量元素钾、钠、镁、铁、锌和天冬氨酸，苏氨酸，丝氨酸，丙氨酸，缬氨酸，精氨酸等氨基酸。

【现代研究】临床上西瓜用于治疗各种暑热烦渴，发热性疾病，小便不利，肾炎水肿，闪挫腰痛和牙痛等。果皮用于治疗各种暑热烦渴，小便不利，水肿，咽喉疼痛和牙痛等。

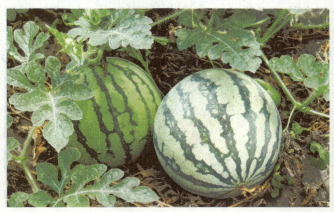

63 甜 瓜

【别名】甜瓜蒂，瓜蒂。

【医籍记载】《本经》：（果柄）"主大水，身面四肢浮肿，下水，杀蛊毒，咳逆上气及食诸果，病在胸腹中，皆吐下之。"《食疗本草》：（果实）"止渴，益气，除烦热，利小便，通三焦壅塞气。"

【来源】葫芦科植物甜瓜*Cucumis melo* L.。

【形态特征】一年生匍匐或攀援草本。茎、枝有黄褐色或白色的糙毛和突起。卷须单一，被微柔毛。叶互生；叶片厚纸质，近圆形或肾形，被毛，边缘不分裂或3~7浅裂，裂片先端圆钝，有锯齿。花单性，雌雄同株；雄花数朵，簇生于叶腋；花梗纤细；花萼筒狭钟形，密被白色长柔毛；花冠黄色；雄蕊3枚；雌花单生，花梗被柔毛。果实多球形或长椭圆形，果皮平滑，有纵沟或斑纹。种子污白色或黄白色，卵形或长圆形。花、果期4~6月。

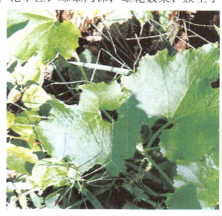

【生境及分布】喜温暖、光照较强、无低温的气候环境。宜选土层深厚、排水良好的冲积砂壤土栽培。我国各地均有栽培。

【药用部位及采收】药用果柄，果实。夏季采收成熟果实，收集食用时切下的果柄，阴干或晒干备用。

【性能功效】果柄：味苦，性寒；有毒。涌吐痰食，除湿退黄。果实：味甘，性寒。清暑热，解烦渴，利小便。

【单方验方】果柄：1．治湿热头痛，眼生翳障：甜瓜蒂适量研末，吸入鼻孔，口含冷水，取出黄水则愈（《类证活人书》）。2．治牙痛：甜瓜蒂7枚，炒黄研末，以麝香相和，新棉裹，病牙处咬之。3．治诸痔：甜瓜蒂9g，密陀僧6g，朱砂1.5g，冰片少许，共研末，以唾液调敷痛处。

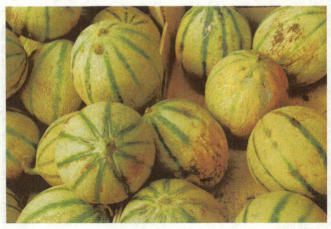

果实：1. 治热渴：以甜瓜去皮，食时徐徐咽之，煮皮做羹亦佳。2. 治脓血恶痢，痛不可忍：以水浸甜瓜数片食之即愈。

【药膳】鲜果直接食用果瓤或压榨为果汁饮服。

【主要化学成分】果柄含葫芦苦素B、D、E，异葫芦苦素B，α-菠菜甾醇，甾醇和皂苷等。果实含球蛋白，枸橼酸，β-胡萝卜素等。

【现代研究】药理研究显示，甜瓜蒂有强烈催吐，增强免疫力，保肝和抗肿瘤等作用。因瓜蒂有毒，不宜大量服用。临床上瓜蒂用于治疗食物中毒，急性传染性黄疸型肝炎，慢性肝炎，原发性肝癌和慢性鼻炎等；果实用于治疗食物中毒，中暑烦渴，肠炎，痢疾和小便不利等。

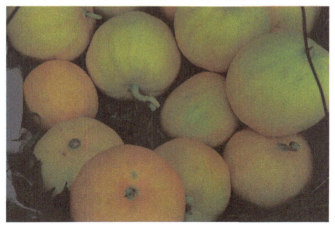

64 黄 瓜

【别名】胡瓜。

【医籍记载】《日用本草》："除胸中热，解烦渴，利水道。"

【来源】葫芦科植物黄瓜Cucumis sativus L.。

【形态特征】一年生攀援状草本，全体被粗毛。茎细长，卷曲须。单叶互生；叶片三角状广卵形，掌状3~5裂，裂片三角形，先端锐尖，两面均有粗毛，叶缘具锯齿。花单

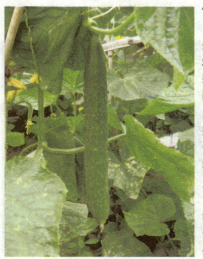

性，雌雄同株；雄花1~7朵，腋生；雌花单生，或多朵并生；花萼5片；花冠黄色，5深裂；花丝短，花药长椭圆形；子房下位，胚珠多数。瓠果圆柱形，幼嫩时青绿色，老则变黄色；表面疏生短刺瘤。种子椭圆形。花期6~7月，果期7~8月。

【生境及分布】喜温暖气候环境。宜选富含有机质、肥沃、保水保肥的黏质壤土栽培为

宜。我国各地普遍栽种。

【药用部位及采收】药用成熟果实。夏季采收成熟果实，鲜用。

【性能功效】味甘，性凉。清热解暑，利水，解毒。

【单方验方】1. 治肺热咳嗽：黄瓜、五匹风、车前草各20g，水煎服。2. 治小便不利、水肿：鲜黄瓜（去皮）20g，山高粱10g，水煎服。3. 治肠鸣泄泻：黄瓜、地瓜藤各20g，水煎服。4. 治黄水疮：鲜黄瓜、大乌泡叶适量，捣烂取汁外搽患处。

【药膳】鲜果实洗净，切片、段或丝凉拌、炒食、做汤、或做馅食用，捣烂取汁饮服。也可糖渍、酱渍、醋渍、盐渍或制罐头等食用。

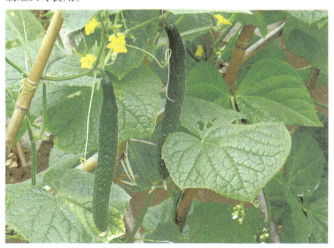

【主要化学成分】果实含葡萄糖，鼠李糖，半乳糖，甘露糖，木糖，果糖，芸香苷，异槲皮苷，葡萄糖苷，咖啡酸，维生素类，挥发油和葫芦素等。

【现代研究】药理研究显示，黄瓜有诱生干扰素的作用。临床用于治疗发热烦渴，急性扁桃腺炎，急性结合膜炎，沙眼，烫伤和肠炎腹泻等。

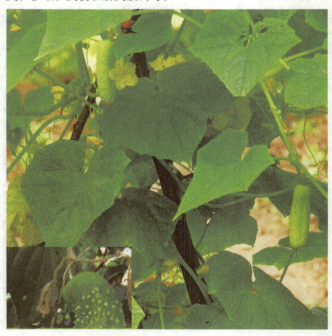

65　南　瓜

【别名】荒瓜。

【医籍记载】《食物考》：（果实）"开胃益气。"
《现代实用中药》：（种子）"为绦虫驱除药。"

【来源】葫芦科植物南瓜 Cucurbita moschata (Duch.
ex.Lam.) Duch. ex Poir.。

【形态特征】一年生蔓生藤本。茎长10m以上，全体被
刚毛。单叶互生，阔卵形、近圆形或心形，先端尖，基部心
形，叶缘略呈波状弯曲。花单性腋生，雌雄同株，黄色；假
雄蕊3枚，子房下位。果大，扁圆形、长圆形或卵形，果皮
暗绿色或绿白色相间，成熟时赤褐色；果梗五角形。种子多
数，扁平，淡黄白色。花期6～7月，果期8～9月。

【生境及分布】栽种于屋边、园地及河滩边。喜温暖和
光照多的气候环境。宜选
土层深厚、保水保肥良好
的壤土栽培。我国各地均
有栽种。

【药用部位及采收】
药用南瓜果实，种子（药
名为"南瓜子"）。果实
（药名为"南瓜"）：夏
秋季，采收成熟果实，鲜
用。种子：食用南瓜时，

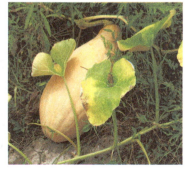

收集成熟种子，除去瓤膜，洗净，晒干备用。

【性能功效】果实：味甘，性温。补中益气，消炎止痛，解毒杀虫。种子：味甘，性温。杀虫，下乳，利水消肿。

【单方验方】果实：1. 治消渴病：鲜南瓜连瓤带粗皮30~100g，水煮瓜熟，饮汤食瓜，每日早、晚各1次。2. 治脾弱气虚：鲜南瓜洗净，去皮，切小块，加红糖、生姜、水煮粥食用。3. 治火药烧伤或烫火伤：鲜南瓜果实和果柄，捣烂取汁，外搽患处。4. 解鸦片毒：生南瓜捣烂取汁，频灌服。5. 治农药中毒：生南瓜、生萝卜各等量，捣烂绞汁灌服，立即催吐以解毒。

种子：1. 治绦虫病：南瓜子、石榴根皮各30g，水煎，每日3次服。2. 治产后缺奶：南瓜子60g，研末，红糖适量，开水冲服。3. 治小儿蛔虫：生南瓜子50~100g，每日嚼服，连服2~3日；或用生南瓜子30g，韭菜叶30g，竹沥水60g，开水冲服。

【药膳】茎叶、果实为常用蔬菜。鲜嫩茎叶、鲜南瓜花，均可开水烫后凉拌，或炒、做汤、放入火锅中食用。鲜果实去皮，炒、煮、蒸或做馅、做饼食用。种子干燥后，去种皮生吃或炒熟后吃。

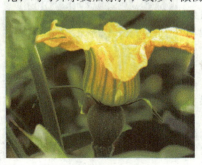

【主要化学成分】南瓜果实含瓜氨酸，精氨酸，蔗糖，腺嘌呤，甘露醇，蛋白质，胡萝卜素，叶黄素，蒲公英

黄素，玉蜀黍黄素和葫芦苦素B等。种子含南瓜子氨酸，类脂成分，脂肪酸，蛋白质和脂肪油等。

【现代研究】药理研究显示，南瓜子能麻痹牛绦虫和猪绦虫的中段及后段节片，抑制和杀灭血吸虫成虫及幼虫，升高血压和使呼吸加快、加速等作用。临床上南瓜用于治疗糖尿病，肺脓疡，烫伤，哮喘和蜂蜇伤等。南瓜子用于治疗绦虫病，血吸虫病，丝虫病，蛔虫病和产后乳少等。

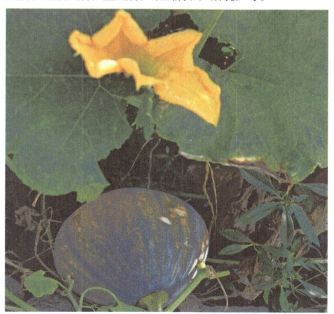

66 葫 芦

【别名】壶卢，瓢瓜。

【医籍记载】《千金·食治》："主消渴，恶疮，鼻口中肉烂痛。"

【来源】葫芦科植物葫芦 *Lagenaria siceraria* (Molina) Standl.。

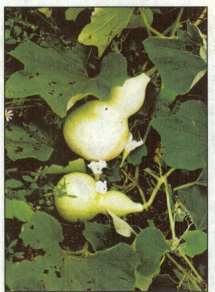

【形态特征】一年生攀援草本。茎、枝具沟纹，被黏质长柔毛。叶柄纤细被毛；叶片卵状心形或肾状卵形，先端锐尖，边缘有齿，基部心形。花雌雄同株，均单性；雄花花梗、花萼、花冠均被微柔毛，花冠白色，雄蕊3枚；雌花的花萼和花冠似雄花，柱头3枚。果实初为绿色，后逐渐变白色至微黄色，成熟果皮变为木质。种子白色。花期

7~8月，果期8~9月。

【生境及分布】喜温暖和光照较多的气候环境。宜选富含腐殖质、保水保肥力强的壤土栽培为宜。我国各地广泛栽种。

【药用部位及采收】药用果皮（药名为"葫芦皮"）、果实。果实：秋季采摘成熟但果皮尚未木质化的果实，去皮用。果皮：取成熟果实，刮取果皮，晒干备用。

【性能功效】味甘、淡，性平。利水，消肿，通淋，散结。

【单方验方】1.治鼓胀：葫芦皮15g，白茅根20g，水黄花5g，水煎服。2.治脚气浮肿：葫芦皮10g，侧柏叶30g，水煎服。3.治唇疮、口疮：葫芦皮适量，炒炭研末，蛋黄油调

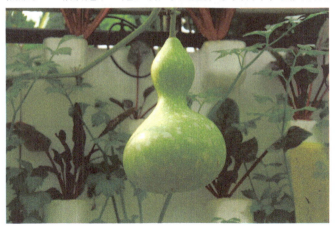

搽患处。4．治湿热小便不利或水肿：葫芦皮、冬瓜皮、西瓜皮各适量，煎汤内服。

【药膳】将幼嫩的葫芦果实洗净，去粗皮，切片炒食，或做汤食用。

【园艺价值】做地栽、攀援观赏，观果类。8~11月观淡绿色葫芦果。

【主要化学成分】葫芦含22-脱氧葫芦素D，葡萄糖，戊聚糖和木质素等。

【现代研究】药理研究显示，葫芦有利尿和抑制胰蛋白酶等作用。临床上用于治疗急性肾炎水肿，肝硬化腹水，口唇炎和急性泌尿道感染小便淋漓等。

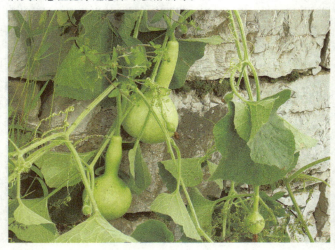

67 丝 瓜

【别名】丝瓜络。

【医籍记载】《本草纲目》：（丝瓜络）"能通人脉络脏腑，而去风解毒，消肿化痰，祛痛杀虫，治诸血病。"
《医学入门·本草》：（丝瓜）"治男妇一切恶疮，小儿痘疹余毒，并乳疽、疔疮。"

【来源】葫芦科植物丝瓜*Luffa cylindrica* (L.) Roem.。

【形态特征】一年生攀援草本，幼时全株密被柔毛。老时近于无毛。茎圆形，幼时绿色，被疏柔毛，茎节具分支卷须。叶互生，叶柄多角形，具柔毛；叶片圆心形，长8～25cm，宽15～25cm，掌状3～7裂，裂片呈三角形；先端

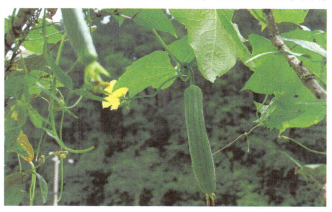

渐尖或锐尖，边缘具细齿。花单性，花冠黄色、淡黄色；花萼5深裂；雄花为总状花序，雌花单生。果下垂，外面被细柔毛，长18~60cm。花期5~7月，果期6~9月。

【生境及分布】喜温暖气候，耐高温、高湿，忌低温，宜选土层深厚、潮湿、富含有机质的砂壤土栽培为宜。我国各地均有栽种。

【药用部位及采收】药用果实（药名为"丝瓜"），成熟果实的维管束（药名为"丝瓜络"）。嫩丝瓜：夏秋季采摘，鲜用。成熟果实的维管束：秋后采摘老丝瓜，晒干，搓去外皮及果肉，或用水浸泡至果皮和果肉腐烂，取出洗净，除去种子，晒干备用。

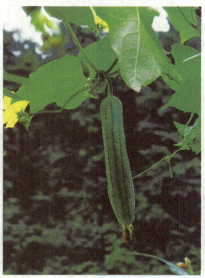

【性能功效】丝瓜：味甘，性凉。清热化痰，凉血解毒。丝瓜络：味甘，性凉。通经活络，解毒消肿。

【单方验方】丝瓜：1. 治咳嗽痰多：丝瓜烧存性，研末，枣肉为丸如弹子大，每次1丸，酒下。2. 治痔血、脱肛：鲜丝瓜1个，连皮烧存性，研末，每次6g，酒下，水煎服。3．治肾囊风热瘙痒：丝瓜叶120g，苍耳草30g，野菊花60g，水煎服或外洗。4．治水肿：丝瓜1个，冬瓜皮9g，艾叶、车前草各6g，通草3g，水煎服。

丝瓜络：1．治乳少不通：丝瓜络30g，无花果60g，炖猪蹄服。2．治咳嗽痰多、胸痛：老丝瓜络烧存性，研末；适量白糖拌服，每次2g，每天2~3次。3．治胸痹心痛：丝瓜络15g，橘络3g，丹参10g，薤白12g，水煎服。4．治风湿痹证筋骨疼痛：丝瓜络、鸡血藤各15g，忍冬藤24g，威灵仙12g，水煎服。

【药膳】鲜嫩果实去皮，洗净，炒食或做汤食用。

【主要化学成分】丝瓜含丝瓜苷，丙二酸，枸橼酸，甲氨甲酸萘酯和瓜氨酸等。丝瓜络含木聚糖，甘露聚糖，半乳聚糖等糖类和齐墩果酸等。

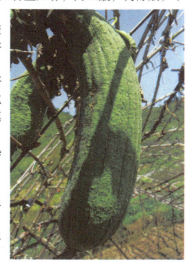

【现代研究】药理研究显示，丝瓜有抗病毒，抗过敏等作用。丝瓜络有镇痛、镇静和抗炎等作用。临床上丝瓜用于治疗发热口渴，热病咳喘，便血，尿血，崩漏，乳汁不下，无名肿毒和水肿等。丝瓜络用于治疗急性乳腺炎，鼻炎，风湿性关节炎，水肿及中风半身不遂等。

68 苦 瓜

【别名】癞瓜，凉瓜。

【医籍记载】《滇南本草》："泻六经实火，清暑益气，止烦渴。"

【来源】葫芦科植物苦瓜Momordica charantia L.。

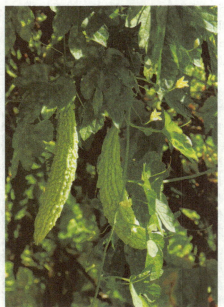

【形态特征】

一年生攀援草本，多分支，卷须不分支。叶大，肾状圆形，基部收缩，边缘具波状齿。花雌雄同株；雄花单生，苞片肾状圆心形，全缘；萼钟形，5裂，裂片卵状披针形；花冠黄色，5片；雄蕊3枚；雌花单生，基部有苞片；柱头3枚，胚珠多数。果实长椭圆形，卵形或两端均狭窄，长8～30cm，全体具钝圆状整齐的瘤状突起。种子椭圆形，具角状齿。花期6～7月，果期9～10月。

【生境及分布】喜温暖气候，较耐热，耐低温，喜湿，但不耐旱，宜选土层深厚、肥沃、排水便利的低地栽培为宜。我国各地均有栽种。

【药用部位及采收】药用成熟果实（药名为"苦瓜"），或新鲜果实捣汁。秋季采收成熟果实，切片晒干备用或鲜用。

【性能功效】味苦，性寒。清暑泄热，明目，解毒。

【单方验方】

1. 治热病烦渴：鲜苦瓜适量，切片煎汤，代茶饮服。

2. 治泄泻、痢疾：苦瓜、地瓜藤各30g，水煎服；或鲜苦瓜适量，捣烂，加白糖，2小时后滤取药汁饮服。3. 治湿疹瘙痒：鲜苦瓜叶适量，捣烂取汁外搽患处。4. 治目

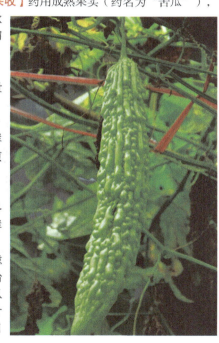

赤肿痛：鲜苦瓜适量，加桑叶、菊花适量，水煎饮服药汁。

【药膳】鲜果实洗净，切片开水汆后凉拌，或炒食、做汤食用。干品可以油炸后食用。

【主要化学成分】果实含苦瓜苷，5-羟色胺，谷氨酸，丙氨酸，瓜氨酸，半乳糖醛酸，果胶，硬脂酸，油酸，亚麻酸和桐酸等。

【现代研究】药理研究显示，苦瓜有降血糖，抗病毒，抗肿瘤和抗寄生虫等作用。临床上用于治疗暑热烦渴，糖尿病，细菌性痢疾，结合膜炎和疮疡肿痛等。

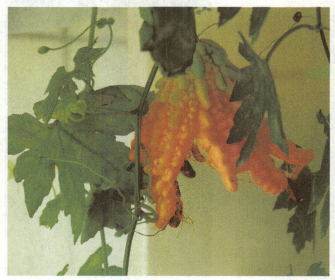

69   罗汉果

【别名】拉汉国，假苦瓜。

【医籍记载】《岭南采药录》："理痰火咳嗽。"

【来源】葫芦科植物罗汉果 *Momordica grosvenori* Swingle。

【形态特征】多年生攀援藤本。具纺锤形肥大块根。嫩茎被白色柔毛和红色腺毛，茎暗紫色，具纵棱。叶互生，卵形或长卵形，先端急尖或渐尖，基部心形，全缘；上面绿色，下面暗绿色。花单性，雌雄异株；花柄、萼片、花瓣均

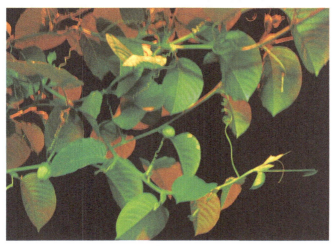

被柔毛和腺毛；雄花腋生、总状花序，花瓣5瓣，淡黄色；雌花单生于叶腋，花瓣5瓣，倒卵形。瓠果圆形、长圆形或倒卵形。花期6~8月，果期8~10月。

【生境及分布】生于海拔400~1400m的山坡林地和河边湿地，有栽种。分布于广西、广东、湖南、江西和贵州等地。

【药用部位及采收】药用果实（药名为"罗汉果"）。9~10月间果实成熟时采收（果皮由青绿色转为黄色），鲜或烘干备用。

【性能功效】味甘，性凉。清肺利咽，化痰止咳、润肠通便。

【单方验方】1. 治喉痛失音：罗汉果1个，切片，水煎，待冷后，频频饮服。2. 治肺燥咳嗽痰多，咽干口燥：罗汉果半个，陈皮6g，瘦猪肉100g，先将陈皮浸水，刮去白膜，然后与罗汉果、瘦肉共煮汤，熟后去罗汉果、陈皮，饮汤食肉。3. 治咽痛、便秘：罗汉果15~30g，开水泡，当茶饮。

【药膳】鲜果或干果去皮食用果瓤，或鲜果捣烂取汁饮服。

【主要化学成分】果实含蛋白质，罗汉果苷Ⅳ、Ⅴ、Ⅵ，罗汉果苦苷A、罗汉果二醇苯甲酸酯，罗汉果黄素，葡萄糖，果糖，D-甘露醇，多种维生素，微量元素和果油等。

【现代研究】对果实的药理研究显示，对肠管运动有双向调节作用，使肠管松弛而解痉，对肾上腺素引起的肠管松弛也有拮抗作用。临床上用于治疗失眠症，急、慢性支气管炎，扁桃体炎，咽喉炎，老年久咳，体弱便秘和百日咳等。

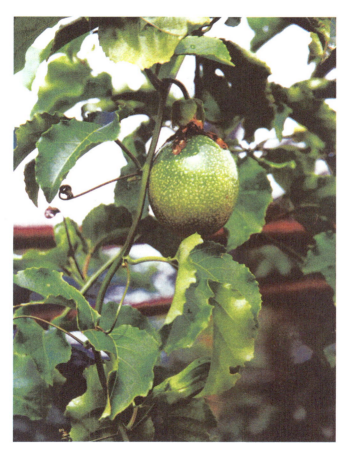

70　耗子拉冬瓜

【别名】茅瓜，老鼠瓜。

【医籍记载】《生草药性备要》："治四肢瘫痪无力，浸酒。补血，产后炖鸡食。"

【来源】葫芦科植物茅瓜*Solena amplexicaulis*（Lam.）Gandhi。

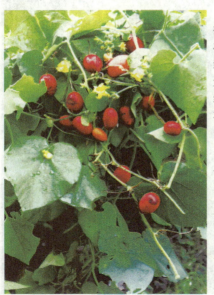

【形态特征】攀援草本。块根呈纺锤状。茎枝柔弱，具沟纹。叶片薄纸质，多形，变化大，上面深绿色，稍粗糙，脉上有微柔毛，下面灰绿色，叶脉突起，几无毛。卷须纤细，不分歧。雌雄异株；雄花10~20朵生于花序梗的顶端，呈伞房状花序；花极小，花梗纤细，花萼筒钟状；花冠黄色；雄蕊3枚；雌花单生于叶腋，被微柔毛。果实红褐色，长圆状或近球形，表面平滑。种子数枚，灰白色，近圆球形或倒卵形，表面光滑无毛。花期5~8月，果期9~11月。

【生境及分布】生于山坡路旁、林下、杂木林中或灌丛中。分布于江西、福建、台湾、广东、广西、四川、贵州和云南等地。

【药用部位及采收】药用块根。全年或秋冬季采挖，洗净，刮去粗皮，切片，鲜用或晒干备用。

【性能功效】
味甘、苦、微涩，性寒；有毒。清热解毒，化瘀散结，化痰利湿。

【单方验方】
1. 治背痈：耗子拉冬瓜、一枝黄花各30g。酒水各半，炖服。2. 治疮痈、瘰疬：耗子拉冬瓜15~30g。水煎服；并用鲜根捣烂敷患处。3. 治痔漏：耗子拉冬瓜鲜块根15~30g。酌加猪大肠，水煎服。4. 治行痹关节游走性疼

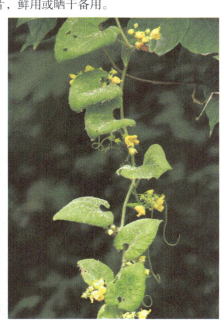

痛：耗子拉冬瓜鲜块根30～60g，水煎，酌加酒服，或炖猪脚服。

【药膳】鲜果实去皮，直接食用果瓤，嫩叶洗净，炒菜，或氽后凉拌食用。

【园艺价值】做地栽观赏，观果类。5～8月观黄色花，9～11月观红色或黄色果。

【主要化学成分】耗子拉冬瓜块根含酮，酸，甾体，二十四烷酸，二十三烷酸，葫芦箭毒素，瓜氨酸，精氨酸，谷氨酸和钾、镁、钙、磷、钛、锶等。

【现代研究】临床上用于治疗各种皮肤疮痈肿毒，烫伤，肺痈咳嗽，咽喉肿痛，水肿腹痛，腹泻，痢疾，湿疹和风湿病等。

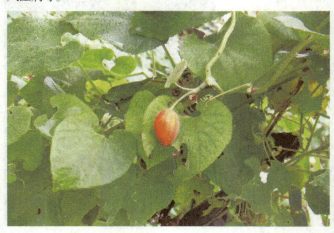

71 蔓胡颓子

【别名】胡颓子，牛奶子，羊奶奶叶。

【医籍记载】《中藏经》：（茎叶）"治喘嗽上气。"
《贵州草药》：（根）"清热，利湿，止血。"

【来源】胡颓子科植物蔓胡颓子 *Elaeagnus glabra*
Thunb.。

【形态特征】常绿蔓生或攀援灌木，高达6m。小枝密被
锈色光亮鳞片。单叶互生，有短柄；叶革质或薄革质，卵形至
椭圆状卵形，先端渐尖，基部圆形，全缘，叶面绿色，光亮，
叶背灰绿色，被锈色鳞片。伞形总状花序，花密被银白色和
少数褐色鳞片；萼筒
漏斗形；雄蕊4枚；
花柱细长，无毛。果
实椭圆形，被锈色鳞
片，成熟时红色。花
期9~11月，果期翌年
4~5月。

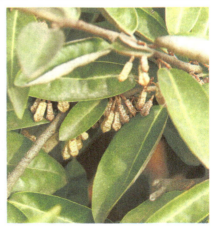

【生境及分布】
生于丘陵山坡和灌木
丛中。分布于我国长
江以南多数地区。

【药用部位及采
收】药用茎叶，根。

茎叶：全年可采收，洗净，晒干备用。根：全年可采收，去泥土，洗净，鲜用或晒干备用。

【性能功效】茎叶：味酸，性平。收敛止泻，安神，止咳平喘。根：味辛、涩，性凉。清热利湿，通淋止血，散瘀止痛。

【单方验方】茎叶：1．治咳嗽痰多：蔓胡颓子叶9~15g，水煎服。2．治外感咳嗽：蔓胡颓子叶、枇杷叶各30g，水煎服。3．治失眠：蔓胡颓子叶、松针各20g，水煎服。4．治泄泻痢疾：蔓胡颓子叶、铁苋菜各20g，水煎服。

根：1．治水泻、痢疾：蔓胡颓子根30g，水煎服。2．治风湿痹证疼痛：蔓胡颓子根9~18g，水煎服。3．治石淋涩痛、跌打损伤：蔓胡颓子根30~60g，水煎服。4．治血痢或痔

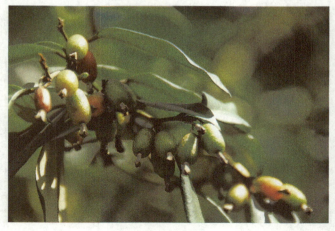

疮：蔓胡颓子根15~30g，甜酒水煎服。

【药膳】鲜果实洗净，直接生吃，或加工成干果、蜜饯食用。

【园艺价值】做地栽、盆栽或绿化藤木观赏。观叶类。

【主要化学成分】茎叶含齐墩果酸，熊果酸，阿江榄仁酸和β-谷甾醇等；叶含生物碱，黄酮苷，香豆精，糖，酚类物质，氨基酸和有机酸等。

【现代研究】茎叶临床上用于治疗慢性气管炎，支气管哮喘，感冒咳嗽，肠炎腹泻，细菌性痢疾和崩漏下血等。根用于治疗肠炎腹泻，细菌性痢疾，痔疮出血，尿路结石，黄疸型肝炎，风湿性关节炎和跌打损伤肿痛等。

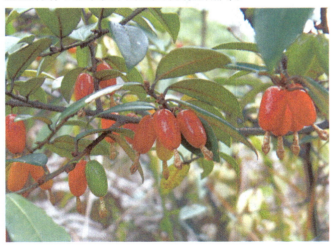

72 草 蔻

【别名】草豆蔻。

【医籍记载】《名医别录》："主温中，心腹痛，呕吐，去口臭气。"

【来源】姜科植物草豆蔻*Alpinia katsumadai* Hayata。

【形态特征】多年生草本，高1~2m。根茎粗壮，棕红色。叶2列，叶片狭椭圆形或披针形，先端渐尖，基部楔形，全缘，边缘被毛，叶鞘膜质，抱茎。总状花序顶生，花疏生，白色；萼筒状，被疏毛；花冠3片，白色；发育雄蕊1枚；子房下位，花柱细长。蒴果近球形。熟时黄色。花期4~6月，果期6~8月。

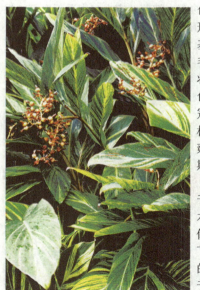

【生境及分布】生于沟谷、林缘、阴湿灌木丛中。喜温暖湿润气候和半荫蔽环境，以林下土壤深厚、肥沃疏松的土壤栽培为宜。分布于广东、广西等地。

【药用部位及采收】药用成熟种子。夏秋季果实成熟时采收，晒至8~9成干，剥除果皮，取下种子团晒干备用。

【性能功效】味辛，性温。燥湿温中，温胃止呕。

【单方验方】1. 治寒湿阻中致脘腹胀痛，恶心呕吐：草蔻、吴茱萸各5g，厚朴、苍术、制半夏各10g，生姜水煎服。2. 治消化不良胃痛胀满、嗳腐：草蔻5g，陈皮、山楂、莱菔子各10g，水煎服。3. 治脾虚寒湿久泻：草蔻、豆蔻各5g，煨木香、煨诃子、煨肉豆蔻各10g，水煎服。

【药膳】作为食品调味料用于炖汤、炒菜等。

【主要化学成分】果实含挥发油，主要有豆蔻素、山姜素等；还含黄酮类物质，微量元素锰、铁、锌和二苯基庚烷类化合物等。

【现代研究】药理研究显示，草蔻低剂量对肠管有兴奋作用、高剂量有抑制作用，能增强胃蛋白酶活性，有助于消化等作用。临床上用于治疗消化不良食积，急性肠炎腹泻、急性口腔炎、牙病致口臭等。

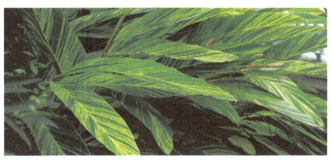

73 豆 蔻

【别名】白豆蔻，豆蔻仁。

【医籍记载】《开宝本草》："主积冷气，止吐逆反胃，消谷下气。"

【来源】姜科植物豆蔻Amomun kravanh Pirre ex Gagnep.。

【形态特征】多年生草本。根茎匍匐，粗大有节，近木质。茎直立，圆柱状，高2~3m。叶2列，无叶柄，叶片线状

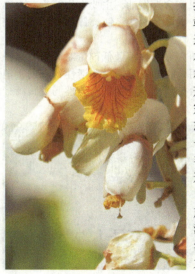

披针形，或倒披针形，先端狭渐尖，基部狭，边缘近波状，两面光滑。穗状花序生于根茎上，花茎连花梗长达8cm，苞片卵圆形；花萼管状，3片；花冠透明黄色；侧生退化雄蕊，钻状，长3mm，花药长3mm；子房下位，被绢毛，胚珠多数。蒴果扁球形，灰白色。

【生境及分布】原产于热带地区。喜温暖湿润气候，以土壤疏松、肥沃的腐殖土栽培为宜。广东、广西、云南等地有栽

培。

【药用部位及采收】药用成熟果实。果实将成熟时采收，剪下果穗，晒干或烘干备用。

【性能功效】味辛，性温。化湿消痞，行气温中，开胃消食。

【单方验方】1. 治湿阻气滞所致的脘腹胀满，呃逆、恶心：豆蔻、木香各3~6g，厚朴、苍术各10g等，水煎服。2. 治胃寒湿阻气滞呕吐：豆蔻3~6g，藿香、半夏各10g，水煎服。3. 治小儿胃寒吐乳：豆蔻、砂仁、甘草等量，同研细末，常含口中。4. 治疗湿甚胸闷、食少、舌浊：豆蔻、滑石、薏苡仁、苦杏仁各10g，水煎服。

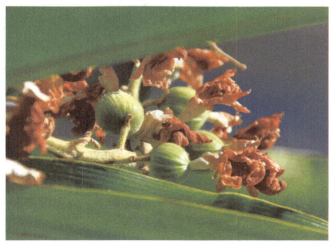

【药膳】作为食品调味料用于炖汤、炒菜等。

【主要化学成分】果实含挥发油，主要有右旋龙脑，右旋樟脑，1,8-桉叶素等；另含有淀粉和蛋白质等。

【现代研究】药理研究显示，豆蔻能促进胃液分泌，增进胃肠蠕动，祛除胃肠积气，止呕，抑制痢疾杆菌等作用。临床上用于治疗消化不良，夏季急性胃肠炎呕吐、腹泻，小儿受寒呕吐和妊娠呕吐等。

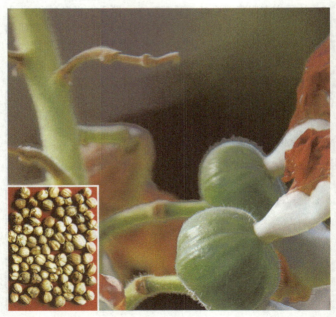

74 草 果

【别名】草果仁，草果子。

【医籍记载】《宝庆本草折中》："主温中，去恶气，止呕逆，定霍乱，消酒毒，快暖脾胃。"

【来源】姜科植物草果*Amomum tsao-ko* Crevost *et* Lemaire。

【形态特征】多年生丛生草本，全株有辛香气。根茎粗壮，横走。茎直立，圆柱状。叶2列，长椭圆形或阔披针形，先端尖，基部渐狭，边缘干膜质，叶鞘开放，抱茎。穗状花序从根茎抽出，花5～30朵，花冠红色。蒴果肉质，长椭圆形。熟时红棕色。花期4～6月。

【生境及分布】生于疏林下或栽培。喜温暖湿润气候，怕热、怕旱、怕霜冻，以疏松、肥沃、富含腐殖质的砂土栽培为宜。分布于云南、贵

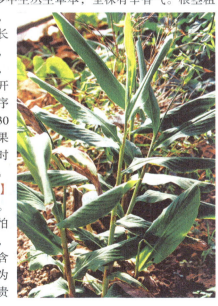

州和广西等地。

【药用部位及采收】药用成熟果实。当果实红褐色时采收，晒干或烘干；或用沸水烫2~3分钟后，再晒干或烘干备用。

【性能功效】味辛，性温。燥湿温中，除痰截疟。

【单方验方】1. 治寒湿阻中致脘腹胀痛，呕吐泄泻：草果、砂仁各5g，厚朴、苍术各10g，水煎服。2. 治消化不良，胃痛胀满：草果5g，陈皮、山楂、佛手各10g，水煎服。3. 治寒湿疟疾：草果、常山各5g，知母15g，水煎服。4. 治瘴疟：草果、柴胡、黄芩、槟榔、知母各15g，水煎服。

【药膳】作为食品调味料用于炖汤、炒菜等。

【主要化学成分】草果含挥发油，油中含 α-蒎烯，β-蒎烯，1,8-桉油素，香叶醇，草果酮等，还含淀粉、油脂及微量元素。

【现代研究】药理研究显示，草果水煎剂有兴奋离体肠腔，镇咳，祛痰，镇痛，解热，平喘，抗炎，抗细菌和抗真菌等作用。临床上用于治疗食积不化，带下病，肝炎，急、慢性腹泻，胃痛等。

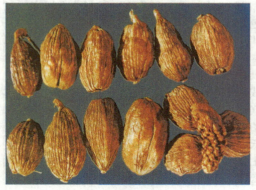

75 姜

【别名】生姜，干姜。

【医籍记载】《本经》：（干姜）"主胸满咳逆上气，温中，止血，出汗，逐风湿痹，肠澼下痢。"《名医别录》：（生姜）"主伤寒头痛鼻塞，咳逆上气，止呕吐。"

【来源】姜科植物姜 Zingiber officinale Rosc.。

【形态特征】多年生草本，高40~100cm。根肉质，扁圆形，横走，分支。叶互生，2列，无柄，叶鞘抱茎，叶片披针形，光滑无毛，叶舌膜质。花茎自根茎抽出，穗状花序，椭圆形；苞片绿白色，花冠黄绿色。蒴果。花期7~8月。

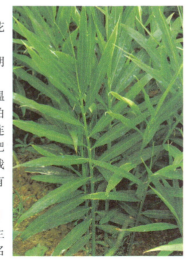

【生境及分布】喜温暖湿润气候，不耐寒，怕潮湿，怕阳光直射，忌连作，以土层深厚、疏松、肥沃、排水良好的砂质壤土栽培为宜。我国大部分地区有栽种。

【药用部位及采收】药用新鲜根茎（药名为"生姜"），或干燥根茎（药名为"干姜")。10~12月间茎叶枯黄时成熟，挖取根茎，去除茎叶、须根，阴干或烘干备用；鲜用者洗净即可用。

【性能功效】生姜：味辛，性温。发表散寒，止呕祛痰。干姜：味辛，性热。温中散寒，回阳通脉，温肺消痰。

【单方验方】生姜：1. 治秃头：先用梅花针刺头皮，用生姜20g，捣烂纱布包，外搽头皮。2. 治冻疮痒痛：鲜生姜适量，捣烂，布包烤热外搽患处。3. 治外感风寒，恶寒、身痛：生姜、红糖、陈皮各10g，水煎服。4. 治痢下红白：鲜生姜45g，红糖30g，共捣为糊状，每日分3次服，7天为1个疗程。

干姜：1. 治脘腹冷痛、因寒呕吐：干姜、高良姜各等

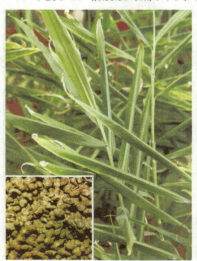

量，研末，每用3g，米饮送服。2. 治冷泻：干姜5g，党参、白术各12g，水煎服。3. 治四肢厥逆、脉微：干姜、附子（制）、炙甘草各适量，配成四逆汤内服。4. 治肺寒痰饮咳喘：干姜5g，细辛、麻黄各3g，五味子10g，水煎分3次服。

【药膳】生姜为常用蔬菜及食品调料。鲜根茎洗净，炒熟食用，或做菜时调味用；或腌制、干燥后随时食用。

【**主要化学成分**】生姜含挥发油，姜辣素，姜烯酮，姜酮，谷氨酸，甘氨酸，丙氨酸，γ-氨基丁酸等，淀粉和树脂等。干姜含挥发油，姜辣素，姜烯酮，姜酮和多种氨基酸，6-姜辣磺酸，姜糖脂，淀粉和树脂等。

【**现代研究**】药理研究显示，姜有镇吐，促进消化液分泌，增加食欲，增进血液循环，使血压上升，促进发汗，明显的抗炎，镇静，镇痛，解热，抑菌，利胆和抗血小板聚集等作用。干姜有兴奋心脏和血管运动中枢，抗缺氧，明显抑制胃液分泌，抗炎，灭螺和抗血吸虫，抑制前列腺素S(PGs)合成，增进血液循环，使血压上升，促进发汗和抗血小板聚集等作用。临床上生姜用于治疗感冒，重症呕吐，急性附睾炎，风湿病，腰腿痛，儿童髋关节滑膜炎，急性菌痢，烫伤，灼伤和妊娠呕吐不止等；干姜用于治疗慢性胃炎胃痛，消化不良腹泻，慢性支气管炎咳喘和低血压等。

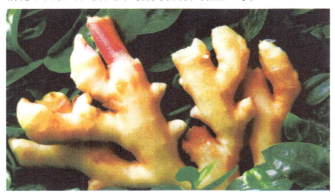

76 冬 葵

【别名】冬葵子，冬葵果。

【医籍记载】《本经》：（果实）"主五脏六腑寒热羸瘦，五癃，利小便。"《名医别录》：（根和叶）"主恶疮，疔淋，利小便，解蜀椒毒。"

【来源】锦葵科植物野葵*Malva verticillata* L.和冬葵*Malva crispa* L.。

【形态特征】野葵：一年生草本，高60～90cm。茎直立，被疏毛或几无毛。叶互生；掌状，5～7浅裂，圆形或近圆形，基部心形，边缘具钝锯齿，有长柄。花小，丛生于叶腋，淡红色；萼5片，花5瓣。果实扁圆形。

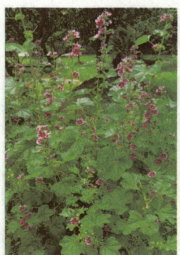

【生境及分布】生于路旁、山间或人工栽种。分布于我国各地。

【药用部位及采收】药用果实（药名为"冬葵子"），根和叶。果实：秋季果实成熟时成熟，去杂质，晒干备用。根和叶：夏秋季采收，鲜用或洗净晒干备用。

【性能功效】冬葵子：味甘，性寒。润肠通便，利水消肿。根和叶：味甘，性寒。清热利水，解毒，下乳。

【单方验方】果实：1.治水肿、淋证：冬葵子6g，车前草、海金沙各15g，水煎服。2.治石淋：冬葵子9g，地龙3g，牛膝6g，滑石粉9g，水煎去滓，沉香1.5g，芒硝6g，冲服。3.治妊娠水肿：冬葵子30g，茯苓15g，水煎服。4.治便秘：冬葵子15~18g，乳汁适量，和匀服。

根和叶：1.治热淋小便涩痛：车前草30g，水煎冲服冬葵根（锉末）6g。2.治血淋：冬葵根、胡荽、淡竹叶各1握，滑石末6g，水煎温服。3.治产后乳少：冬葵根60g，炖猪肉吃。4.治蚊虫咬伤：鲜冬葵叶适量，捣烂取汁外搽伤处。

【药膳】鲜嫩茎叶洗净，开水氽后凉拌，或炒食，或入汤食用。

【主要化学成分】果实含脂肪油，蛋白质和淀粉。种子含脂肪油及蛋白质。

【现代研究】药理研究显示，冬葵果实有排除或消除尿路结石，降血脂，抗动脉粥样硬化等作用。临床上果实用于治疗便秘，尿路感

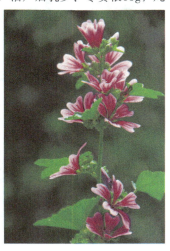

染和尿路结石等。根和叶用于治疗水肿，尿路感染、结石，带下，乳腺炎肿痛和蛇虫咬伤等。

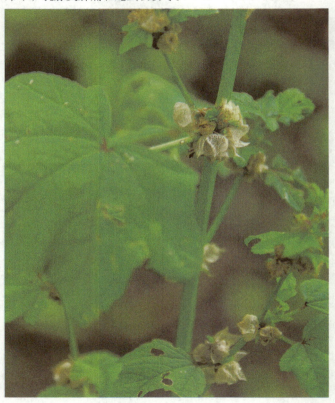

77 沙 参

【别名】泡参，南沙参。

【医籍记载】《本经》："主血积惊气，除寒热，补中，益肺气。"

【来源】桔梗科植物沙参*Adenophora stricta* Miq.、轮叶沙参*A. tetraphylla* (Thunb.) Fisch.。

【形态特征】

轮叶沙参：多年生草本，高60～100cm。根粗壮，胡萝卜形。茎直立，单一。基生叶心形；叶3~6片，通常4片轮生，无柄或短柄；叶片椭圆形或披针形，边缘有锯齿，上面绿色，下面淡绿色，有密柔毛。圆锥花序大型；萼齿5片；花冠钟形，蓝紫色；裂片5片；蒴果卵圆形。种子多数。花、果期8~10月。

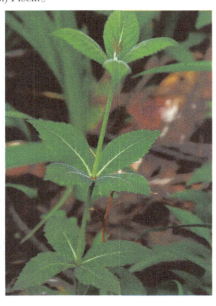

【生境及分布】生于低山草坡或灌木林边。喜温暖或凉爽气候，耐寒，生长期需少量水分，以深厚肥沃、富含腐殖质、排水良好的砂质壤土栽培为宜。分布于我国南方大部分地区。

【药用部位及采收】药用根。栽种2~3年后采收。秋季采挖根部，除去须根及茎叶，洗净泥土，乘新鲜时刮去外皮，切片，晒干备用。

【性能功效】味甘、微苦，性凉。化痰止咳，养阴清肺。

【单方验方】1．治肺热咳嗽：鲜沙参根30g，加水浓煎，取汁每日分3次服。2．治病后体虚：沙参、土党参、轮叶参各30g，炖肉吃。3．治口燥咽干、干咳：沙参、百合各

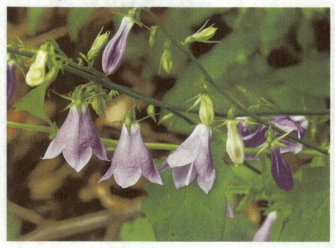

30g，冰糖50g，水煎，分3次饮服。4. 治气短乏力、汗多：沙参、玉竹、百合、怀山药各15g，猪瘦肉500g，炖熟饮汤食肉。

【药膳】鲜根洗净，直接生食，或与肉炖熟、切片炒熟后食用。干品温水浸泡后食用同鲜品。

【园艺价值】做地栽观赏，或切花观赏，观花类。8~10月观浅紫色花。

【主要化学成分】根含蒲公英萜酮，β-谷甾醇，胡萝卜苷，沙参苷Ⅰ、Ⅱ、Ⅳ，亚麻仁油酸酯，硬脂酸甲酸，β-谷甾醇，棕榈酸酯和羽扇豆烯酮等。

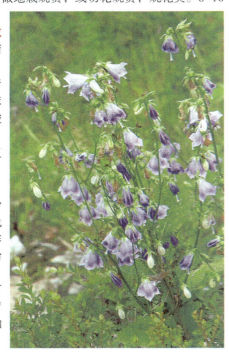

【现代研究】药理研究显示，沙参有祛痰，强心，免疫调节和抗真菌等作用。临床上用于治疗急性支气管炎，慢性支气管炎，百日咳，肺炎，感冒咳嗽，肺热咳嗽和慢性咽炎等。

78　景天三七

【别名】费菜，养鸡草。

【医籍记载】《植物名实图考》："治吐血。"

【来源】景天科植物景天三七*Sedum aizoon* L.。

【形态特征】多年生肉质草本，高20~80cm，全株无毛。根状茎粗短，近木质化。叶互生或近于对生。茎直立。聚伞花序顶生，花枝平展，多花；萼片5片，线形至披针形，长约为花瓣的1/2；花瓣5瓣，黄色，长圆形或椭圆状披针形，长6~10mm，先端有短尖；雄蕊10枚，2轮，均较花瓣短。蓇葖果，黄色或红棕色，呈星芒状排列。花期6~7月，果期8~9月。

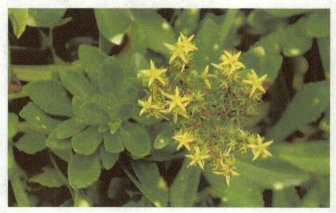

【生境及分布】生于温暖向阳的山坡岩石上或草地。喜温暖湿润气候，既耐寒又耐旱，以砂质壤土和腐殖质壤土栽培为宜。分布于黑龙江、吉林、内蒙古、山西、陕西、宁夏、甘肃、青海、山东、江苏、安徽、浙江、江西、湖北、四川等地。

【药用部位及采收】药用全草或根。根：春秋季采挖根部，洗净晒干。全草：随用随采，或秋季采收，晒干备用。

【性能功效】味微酸、甘，性平。活血化瘀，解毒消肿。

【单方验方】1. 治咯血、吐血、尿血：新鲜景天三七50g，捣汁服；或取药渣水煎服。2. 治跌打损伤：景天三七、酸浆草各20g，酒水各半煎服。3. 治骨折肿痛：景天三七、水冬瓜各适量，捣烂外包患部。4. 治湿热黄疸：景天三七、凤尾草各30g，水煎服。5. 治疔疮：景天三七鲜品适量，捣烂外敷患处。

【药膳】鲜嫩茎叶洗净，开水氽后凉拌，或炒熟、做汤食用。

【园艺价值】做地栽、地被观赏，观花和观叶类。6~7月观黄色花。

【主要化学成分】景天三七全草含生物碱，景天庚糖，蔗糖，果糖及蛋白质等；根含齐墩果酸，黄酮类，有机酸和β-谷甾醇等。

【现代研究】药理研究显示，景天三七有缩短凝血时间、出血时间，镇静，降低血压和扩张冠状动脉等作用。临床上用于治疗吐血，衄血，咯血，牙龈出血，崩漏，跌打损伤，黄疸型肝炎和高血压病等。

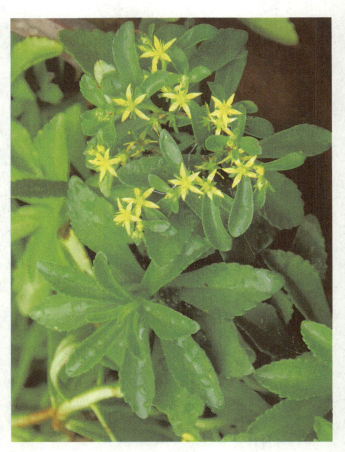

79 牛 蒡

【别名】恶实，牛蒡根，大力子，牛菜。

【医籍记载】《名医别录》：（根）"主伤寒寒热，汗出，中风，面肿，消渴，热中，逐水。"《药品化义》：（果实）"主治上部风痰，面目浮肿。凡肺经郁火，肺经风热，悉宜用此。"

【来源】菊科植物牛蒡 *Arctium lappa* L.。

【形态特征】二年生草本，高1~1.5m。上部多分支。根生叶丛生，茎生叶互生；叶大，有长叶柄，表面有纵沟；叶片广卵形或心形，下部叶长45~50cm，茎上部叶逐渐变小，先端钝圆或具有小尖，基部心脏形，边缘稍带波状或牙齿状；上面深绿色，下面密生灰白色短柔毛。头状花序丛生排列成伞房状；管状花小，两性，红紫色；花冠先端5浅裂；雄蕊5

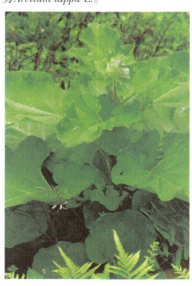

枚，花丝分离；子房椭圆形，下位。瘦果呈略弯曲之长倒卵形，灰褐色。花期6~7月，果期7~8月。

【生境及分布】生于山坡、草地及路旁，多为栽培。喜温暖湿润气候，耐寒，耐旱，怕涝，以土层深厚、疏松肥沃而排水良好的砂质壤土栽培为宜。分布于我国大部分地区。

【药用部位及采收】药用果实（药名"牛蒡子"），根。果实：7~8月果实成灰褐色时，分批采摘，堆积2~3天，暴晒，脱粒，再晒至全干备用。根：10月间采挖生长2年以上的根，洗净，晒干备用。

【性能功效】果实：味辛、苦，性寒。疏散风热，宣肺透疹，解毒利咽。根：味苦、甘，性凉。疏风热，消毒肿。

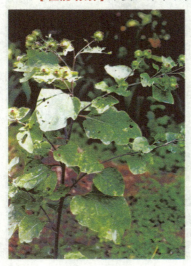

【单方验方】果实：
1. 治风热咽痛：牛蒡子9g，板蓝根15g，桔梗6g，薄荷、甘草各3g，水煎服。
2. 治麻疹不透：牛蒡子、葛根各6g，蝉蜕、薄荷、荆芥各3g，水煎服。3. 治感冒发热口渴：牛蒡子、薄荷各10g，金银花、连翘各12g，淡竹叶6g，鲜芦根15g，每日2次，水煎服。

根：1. 治小儿咽

肿：牛蒡根捣汁，缓慢下咽。2. 治头面热肿痛：牛蒡根，洗净研烂，酒煎成膏，摊纸上，外贴肿处。3. 治疮肿：牛蒡根3支，洗净煮烂，研细，去筋，汁中下米煮粥，服用1碗。

【药膳】鲜根洗净，切片或块，炒食或做汤食用。

【主要化学成分】果实含牛蒡苷，罗汉松脂酚，络石苷元，棕榈酸，硬脂酸，油酸，亚麻仁油酸甾醇，维生素A样物质和维生素B₁等。根含愈创木内酯类化合物，挥发性有机酸，香树脂醇，羽扇豆醇，豆甾醇，谷甾醇和蒲公英甾醇等。

【现代研究】药理研究显示，果实有抑制肺炎链球菌、多种致病性皮肤真菌的作用，还有解热、利尿，降低血糖和抗肿瘤等作用。根有促生长，抗菌和抗真菌等作用。临床上果实用于治疗感冒，咽喉肿痛，麻疹不透，面神经麻痹和预防猩红热。根用于治疗感冒，头痛，咳嗽，咽喉肿痛，齿龈肿痛，风湿病，痈疖恶疮和痔疮等。

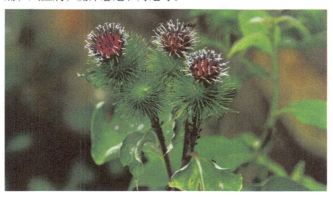

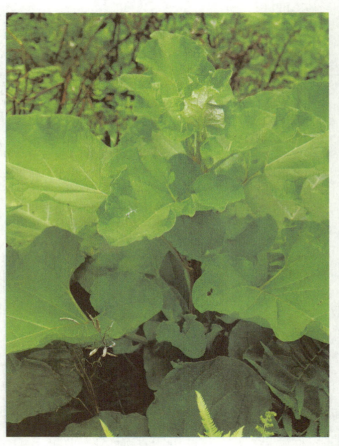

80 茼蒿

【别名】茼蒿菜，蓬蒿，蒿菜。

【医籍记载】《千金·食治》："安心气，养脾胃，消痰饮。"

【来源】菊科植物南茼蒿 *Chrysanthemum segetum* L.。

【形态特征】一年生草本，高可达1m。茎直立，光滑，富肉质。叶互生；椭圆形、倒卵状披针形或倒卵状椭圆形，边缘有不规则的深齿裂或羽裂。头状花序单生于枝端；总苞干膜质；花杂性；舌状花1层，雌性，黄色或黄白色；管状花多层，两性；雄蕊5枚，着生于花冠上，花丝分离；子房下

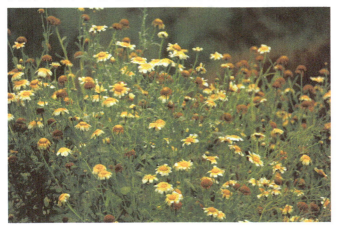

位，花柱2裂。瘦果长三棱形，有棱角。花期春季。

【生境及分布】我国大部分地区均有栽种。

【药用部位及采收】药用茎叶。春夏季采收，鲜用。

【性能功效】味辛、甘，性平。和脾胃，利二便，化痰止咳。

【单方验方】1．治湿热黄疸、胁痛：茼蒿、金沸草各20g，水煎服。2．治热淋小便不利：茼蒿、毛蜡烛根、车前草各15g，水煎服。3．治痰热咳嗽：茼蒿、生萝卜、生白菜各适量，绞汁饮服。4．治肝热目赤眩晕：茼蒿、菊花、桑叶各适量，水煎代茶饮服。

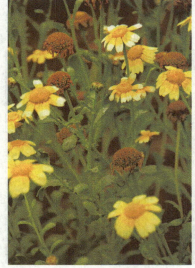

【药膳】鲜嫩茎苗洗净，开水氽后凉拌、炒熟、做汤或入火锅煮后食用。

【主要化学成分】茎叶含有多种氨基酸，挥发油，胆碱，糖类，胡萝卜素，多种维生素，钙，磷和铁等。

【现代研究】临床上用于治疗黄疸型肝炎，泌尿道感染小便淋痛，感冒咳嗽痰多和急性结合膜炎等。

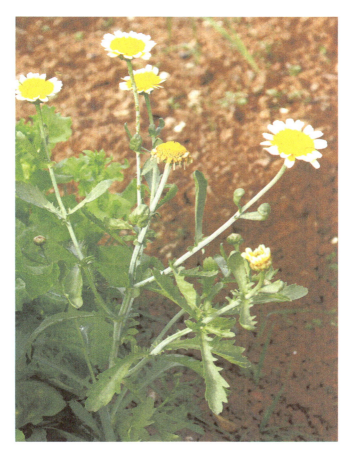

81　鼠曲草

【别名】清明菜，绵花菜，黄花曲草。

【医籍记载】《名医别录》："主痹寒，寒热，止咳。"

【来源】菊科植物鼠曲草*Gnaphalium affine* D.Don。

【形态特征】一年生或二年生草本，高10~50cm。茎直立，簇生，不分支或少有分支，密被白色绵毛。叶互生，下部和中部叶片倒披针形或匙形，先端小尖，基部渐狭，下延抱茎，两面均有白色绵毛。头状花序多数，顶生成伞房状；总苞球状钟形，总苞片3层，金黄色；花管状，黄色；周围为

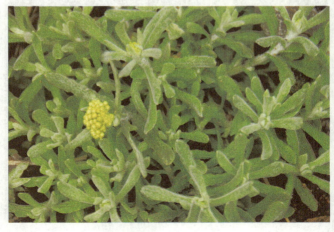

雌花；中央为两性花。瘦果长圆形。花期4~6月，果期8~9月。

【生境及分布】生于山坡、田坎或荒地。我国各地分布。

【药用部位及采收】药用嫩茎叶或地上部分。春季开花时采收，去净杂质，晒干备用；鲜品随采随用。

【性能功效】味甘，性平。祛风解表，化痰止咳。

【单方验方】1. 治风热感冒发热：鼠曲草、鱼鳅串各10g，水煎服。2. 治风寒感冒，头身疼痛：鼠曲草、紫苏叶各10g，水煎服。3. 治一切咳嗽：鼠曲草20g，枇杷花30g，水煎服。4. 治肝阳上亢眩晕、头痛：鼠曲草12g，钩藤、桑寄生各9g，水煎服。

【药膳】鲜嫩茎叶及花蕾洗净，与糯米共制成清明粑食用，或炒、蒸食用，或加工饮料饮服。

【园艺价值】做地被、干花观赏，观花类。4-6月观黄色花。

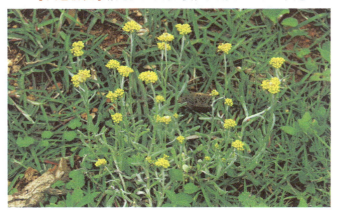

【**主要化学成分**】全草含黄酮苷，挥发油，微量生物碱和甾醇，胡萝卜素，抗坏血酸，叶绿素，硫胺素和核黄素等；花含鼠曲草素等。

【**现代研究**】药理研究显示，鼠曲草有镇咳和抗菌等作用。临床上用于治疗老年眼花，感冒发热，小儿感冒咳嗽，高血压病头晕和跌打损伤肿痛等。

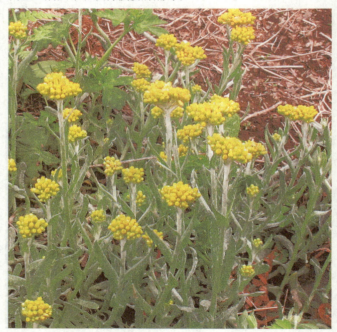

82 葵 花

【别名】向日葵，向日葵根。

【医籍记载】《采药书》："通气透脓。"《岭南采药录》："（根）治跌打损伤，红肿。"

【来源】菊科植物向日葵*Helianthus annuus* L.。

【形态特征】一年生草本，高可达4m。茎直立，具粗毛，中心髓部白色。叶互生，有长柄；叶片广卵形，长10～30cm，先端短尖或渐尖，基部截形或心形，边缘有锯齿；两面均粗糙，基出脉3条。头状花序单生于茎顶，总苞片2层或更多，绿色；舌状花单性，黄色；管状花两性，棕紫色；花托扁平；雄蕊5枚；雌蕊1枚。瘦果浅灰色或黑色。种子1粒，淡黄色，富含油脂。花期春夏季。

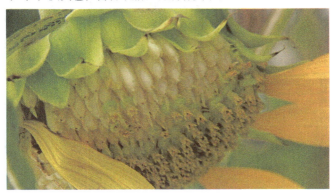

【生境及分布】喜阳光，耐旱，较耐盐碱，对土壤要求不严。我国各地有栽培，品种较多。

【药用部位及采收】药用茎髓（药名为"葵花秆芯"）、叶、种子（药名"葵花子"），根。茎髓：秋季采收，鲜用或晒干备用。种子：秋季果实成熟时，割取花盘，晒干备用，打下种子，再晒干。根：夏秋间采挖，洗净，鲜用或晒干备用。

【性能功效】种子、叶、茎髓：味甘、微苦，性平；滋阴，清热，截疟。根：味甘、淡，性微寒；清热利湿，行气止痛。

【单方验方】种子、叶、茎髓：1. 治虚弱头风头痛：黑色葵花籽（去壳）30g，炖猪脑随时吃。2. 治疟疾：葵花叶30g，水煎服；另用干燥葵花叶垫枕头睡。3. 治产后乳汁不下：葵花秆芯30g，炖肉吃。4. 治肺痨久咳不止：葵花秆芯、何首乌各15g，柿蒂、一朵云各3g，朝天罐根10g，炖猪心吃。

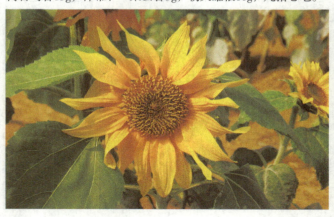

根：1．治热淋涩痛：葵花根30g，水煎服。2．治水肿：葵花根、冬瓜皮或叶各等份，米酒制丸，每日3次，每次10g。3．治白带多：葵花根60g，苍耳根30g，酒炒，水炖服。4．治胃痛：葵花根15g，小茴香9g，水煎服。

【药膳】种仁干燥，洗净，做零食生食或置砂中炒熟食用；或研末包汤圆、饺子等食用；种子还能榨取油食用。

【主要化学成分】种子含大量脂肪油，亚油酸，β-谷甾醇，多种糖类，柠檬酸，酒石酸，绿原酸、奎宁酸和β-胡萝卜素等。茎髓含多糖，东莨菪苷等；花含槲皮黄苷和三萜皂苷等。根含多糖，向日葵皂苷2，粗糙裂片酸和贝壳杉烯酸等。

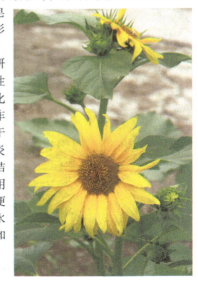

【现代研究】药理研究显示葵花子有预防急性高脂血症，防癌，抗氧化和促进胡萝卜素吸收等作用。临床上叶或茎髓用于治疗急性胃痛，急性肾炎水肿，黄疸型肝炎，肺结核病和疝气疼痛等。根用于治疗泌尿道炎症致小便混浊、涩痛，急性肾炎水肿，疝气，脘腹胀痛和跌打损伤肿痛等。

83 菊 芋

【别名】洋姜。

【医籍记载】《我国中草药汇编》："清热凉血，接骨。"

【来源】菊科植物菊芋*Helianthus tuberosus* L.。

【形态特征】多年生草本，高1~3m。具块状地下茎。茎直立，上部分支，具短糙毛或刚毛。基部叶对生，有叶柄，叶柄上部有狭翅；叶片卵形至卵状椭圆形，先端急尖或渐尖，基部宽楔形，边缘有锯齿，上面粗糙，下面被柔毛，具脉3条。头状花序生于茎顶，总苞片披针形，开展；舌状花中性，淡黄色，显著；管状花两性，孕育，花冠黄色、棕色或紫色，裂片5片。瘦果楔形。花期8~10月。

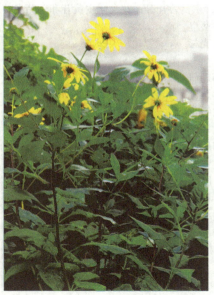

【生境及分布】原产于北美洲。我国各地有栽培。

【药用部位及采收】药用块根或茎叶。秋季采挖块根，夏秋季采收茎叶，鲜用或晒干备用。

【性能功效】味甘、淡，性凉。清热凉血，消肿。

【单方验方】1. 治热病唇焦舌绛：菊芋鲜块根1个，生嚼下咽。2. 治骨折、跌打损伤：菊芋鲜块根适量，捣烂外敷伤处。

【药膳】鲜块根洗净，切片炒熟食用；或块根用盐渍、糖渍、糟辣椒中浸泡后食用。

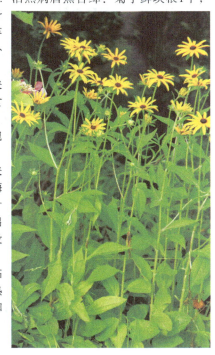

【主要化学成分】块根含菊糖，旋覆花酶和果糖低聚糖等。叶含向日葵醇，密花绵毛叶菊素和β-甜没药烯等。

【现代研究】临床上菊芋用于治疗发热性疾病，骨折伤痛和跌打损伤肿痛等。

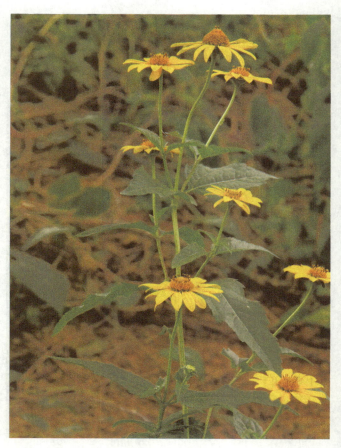

84 小 蓟

【别名】小刺菜，刺儿菜。

【医籍记载】《本草拾遗》："破宿血，止新血、暴下血、血痢、金疮出血、呕血等。"

【来源】菊科植物刺儿菜 *Cirsium setosum* (Willd.) MB.。

【形态特征】多年生草本。根茎长。茎直立，无毛或稍被绵毛。基生叶花期枯萎；茎中部或上部生叶互生，长椭圆状或椭圆状披针形，先端钝或圆形，基部楔形，通常无叶柄，叶缘有细密针刺或疏锯齿。雌雄异株；头状花序单生于茎顶或枝端；总苞钟状，苞片6层；雄花花药紫红色；雌花花冠紫红色；具退化花药。瘦果椭圆形或长卵形，冠毛羽状。花期5~6月，

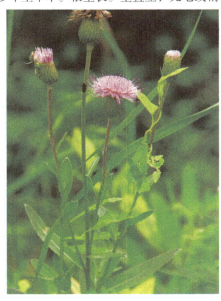

果期5~8月。

【生境及分布】生于山坡、田坎或荒地，喜温暖湿润气候。在多种土壤上均能生长。我国大部分地区有分布。

【药用部位及采收】药用全草。5~6月花盛时，割取全草，鲜用或晒干备用。

【性能功效】味苦，性凉。凉血止血，散瘀消肿。

【单方验方】1．治肝阳上亢头痛：小蓟30g，菊花10g，水煎代茶饮。2．治湿热黄疸：小蓟、凤尾草各30g，水煎服。3．治尿血：小蓟30g，棕榈子、梧桐子各50g，水煎服。4．治扭伤肿痛：鲜小蓟、酸咪咪、连钱草各适量，捣烂外包患部。5．治舌上出血，齿衄：鲜小蓟90g，捣烂取汁，加酒半盏调服。

【药膳】鲜嫩茎叶洗净，开水余后凉拌，炒食，或做汤

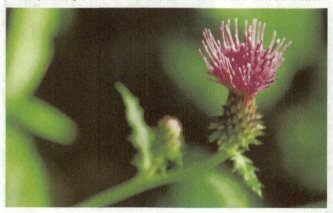

食用。

【主要化学成分】全草含芸香苷，生物碱，皂苷，胆碱，绿原酸及咖啡酸等。

【现代研究】药理研究显示，小蓟有缩短出血和凝血时间作用，炒炭后作用更强；能抑制肺炎双球菌、溶血性乙型链球菌、金黄色葡萄球菌、绿脓杆菌、伤寒及副伤寒杆菌等，还有明显血管收缩，抗炎和心脏兴奋等作用。临床上用于治疗消化道出血，功能性子宫出血，黄疸型肝炎，急性泌尿系统感染，高血压病，跌打损伤肿痛，泌尿道感染小便涩痛和湿疹瘙痒等。

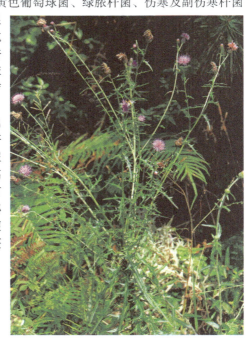

85 马 兰

【别名】田边菊，鱼鳅串。

【医籍记载】《日华子本草》："破宿血，养新血，止鼻衄、吐血，合金疮，断血痢，解酒疸及诸菌毒；生捣敷蛇咬。"

【来源】菊科植物马兰 *Kalimeris indica* (L.) Sch.-Bip.。

【形态特征】多年生草本，高30～70cm。根茎有匍匐

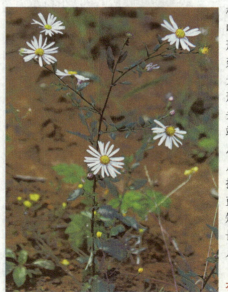

枝。茎直立。中部叶互生，倒披针形，基部狭窄，下延成短柄；两面近光滑；上部叶椭圆形，无柄，全缘。头状花序单生于枝端排成疏伞房状，总苞半球形；总苞片2～3层，覆瓦状排列；舌状花1列，蓝紫色；管状花被短毛。瘦果倒卵状长圆形。花期5～9月，果期8～10月。

【生境及分布】生于山坡、田

坎、路旁或荒地。我国各地分布。

【药用部位及采收】药用嫩茎叶或全草。夏秋季采收，鲜用或晒干备用。

【性能功效】味辛、苦，性寒。解表除湿，消食化积。

【单方验方】1. 治风热感冒：马兰、马鞭草、水灯芯各10g，水煎服。2. 治痢疾：马兰、刺梨根各15g，水煎服。3. 治胃脘疼痛：马兰10g，苦荞头15g，青木香6g，水煎服。4. 治食积不化：马兰、隔山消各10g，水煎服。

【药膳】鲜嫩茎叶洗净，开水氽后凉拌、炒、烫入火锅食用；或做包子、饺子馅及加工饮料食用。

【园艺价值】做地栽、盆栽观赏。观花类。

【主要化学成分】全草含乙酸龙脑酯、甲酸龙脑酯等挥发油和酚类、辛酸、倍半萜醇等。

【现代研究】临床上马兰用于治疗消化不良，感冒，流行性感冒，流行性腮腺炎，急性扁桃体炎，外伤出血，胃、十二指肠溃疡，慢性气管炎以及传染性黄疸型肝炎等。

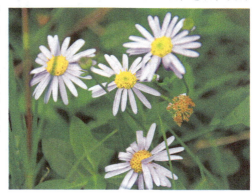

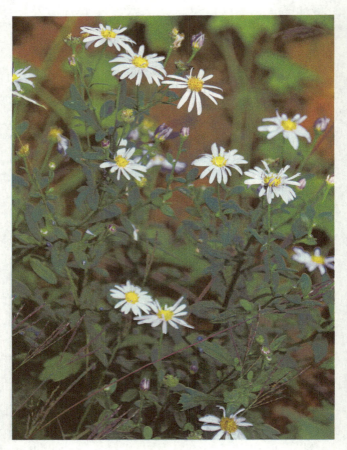

86 莴 苣

【别名】莴笋，莴苣子。

【医籍记载】《本草拾遗》："利五脏，通经脉，开胸膈。"

【来源】菊科植物莴苣*Lactuca sativa* L.。

【形态特征】一年生或二年生草本。茎直立，嫩时呈棍棒状，肥大如笋。叶基部丛生；长椭圆形、倒卵形或舌状，或呈披针形者，全缘或有不整齐的齿状缺刻；茎生叶互生。头状花序顶生；总苞圆筒状；花两性，全部为舌状花，先端5齿裂，黄色；雄蕊5枚，子房下位，柱头2片。瘦果卵形，扁平。种子黑褐色或灰白色。花期夏季。

【生境及分布】我国大部分地区有栽种。

【药用部位及采收】药用嫩茎叶，种子。嫩茎叶：春季嫩茎肥大时采收，鲜用。种子：果实成熟时采收，晒干备用。

【性能功效】茎叶：味苦、甘，性凉。利尿通淋，通经下乳。种子：味辛、

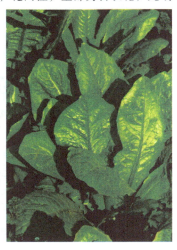

苦，性微温。通乳汁，利小便，活血行瘀。

【单方验方】茎叶：1. 治小便不利：莴苣、白茅根、冬瓜皮各20g，水煎服。2. 治尿血、便血：莴苣10g，小蓟20g，水煎服。3. 治产后乳汁不下：莴苣20g，花生50g，加猪蹄适量炖熟，饮汤吃肉。4. 治疮痈肿痛：鲜莴苣茎叶适量，捣烂取汁内饮，并外敷患处。

种子：1. 治乳汁不通：莴苣子30枚，研细，酒送服。2. 治跌打损伤：莴苣子，不拘多少，微炒研细末，每服10g，酒调服。

【药膳】鲜茎洗净，去皮，切片、切丝用开水氽后凉拌，或炒、炖、做泡菜食用。嫩叶洗净，直接凉拌，或炒、做汤、烫入火锅食用。

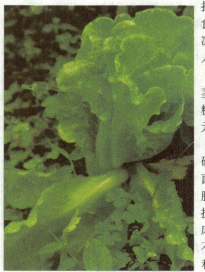

【主要化学成分】茎含蛋白质，纤维素，糖类，维生素类和无机元素等。

【现代研究】药理研究显示，莴苣茎有抗菌，保肝和调节脾脏B细胞等作用。种子有利尿、抗心律失常等作用。临床上用于治疗产后乳汁不下，小便不利，尿血和跌打损伤等。

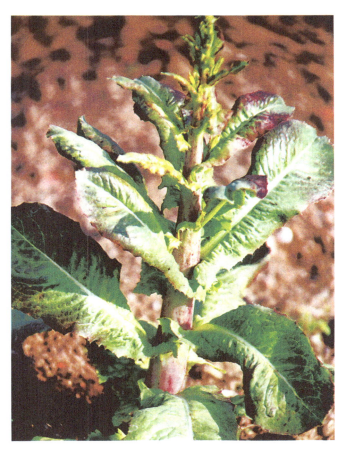

87 蒲公英

【别名】黄花地丁。

【医籍记载】《新修本草》："主妇人乳痈肿。"

【来源】菊科植物蒲公英*Taraxacum mongolicum* Hand.-Mazz.等同属多种植物。

【形态特征】多年生草本，高10~25cm。全株含白色乳液，被白色疏软毛。根深长。叶根生，排列成莲座状；具叶柄；叶片线状披针形或倒披针形；先端尖或钝，基部狭窄，全缘或具粗齿。花茎生于叶丛，头状花序顶生，全为舌状花，两性；总苞片多层；花冠黄色。瘦果。

【生境及分布】生于山坡、草地及路旁。分布于我国各地。

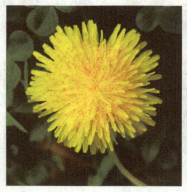

【药用部位及采收】药用嫩叶或地上部分。4~5月开花前或刚开花时连根挖取，除净泥土，晒干备用。

【性能功效】味甘、苦，性寒。清热解毒，消痈散结。

【单方验方】1. 治热毒咽痛：蒲公英30g，大青叶24g，金银花12g，水煎服。2. 治乳痈肿痛：蒲公英20g，鲜橘皮10g，水煎服。3．治胃痛：蒲公英根15g，独角莲9g，水煎服。4．治小儿疰腮：鲜蒲公英适量，捣碎加鸡蛋清1个，调成糊状，外敷患处。每日1次。5．治痔疮：鲜蒲公英200g，水煎20分钟后温服；出血者用干品炒黄，水煎

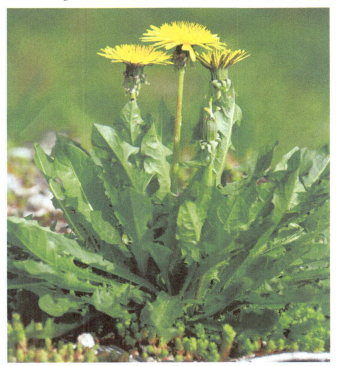

熏洗。

【**药膳**】鲜嫩茎叶洗净，开水汆后凉拌，炒、做汤，或煮粥食用；或制成饮料饮用。

【**园艺价值**】做地栽或地坪观赏，观花类。4~11月观黄色花。

【**主要化学成分**】全草含蒲公英甾醇，胆碱，菊糖，果胶，蒲公英醇，豆甾醇，β-谷甾醇和咖啡酸等。

【**现代研究**】药理研究显示，蒲公英有抑制致病性细菌和真菌、杀灭钩端螺旋体的作用，还有利胆，保肝，利尿，健胃及轻泻，抗肿瘤等作用。临床上用于治疗流行性腮腺炎，急性黄疸型肝炎，消化性溃疡，尿毒症，急性扁桃腺炎，急性阑尾炎，慢性胃炎，口腔炎，急性结膜炎和烧烫伤等。

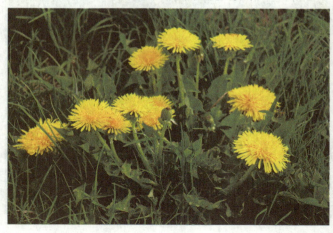

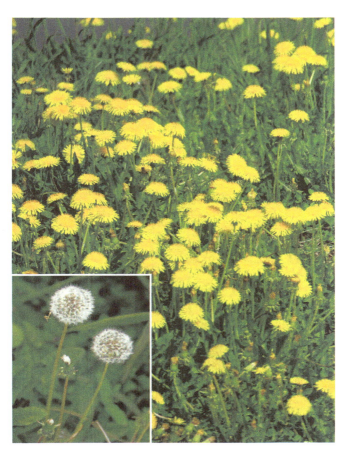

88 旱莲草

【别名】墨旱莲。

【医籍记载】《本草纲目》："乌须发，益肾阴。"

【来源】菊科植物鳢肠 *Eclipta prostrata* (L.) L.。

【形态特征】1年生草本，高30～60cm，被毛。叶对生，近无柄，线状矩圆形至披针形，先端短尖或钝，基部楔形；叶两面密被白色粗毛。头状花序腋生或顶生，具花梗；总苞绿色；花托上着生少数舌状花和多数管状花；舌状花雌性；管状花两性。瘦果长圆形而扁。

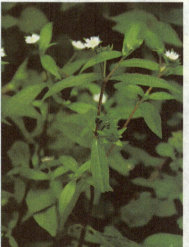

【生境及分布】生于湿地、沟边或田间。喜温暖湿润气候，耐阴湿，以潮湿、疏松肥沃、富含腐殖质的砂质壤土栽培为宜。分布于我国长江以南地区。

【药用部位及采收】药用全草。夏秋季割取全草，洗净泥土，去除杂质后，阴干或晒干备用。鲜用或随采随用。

【性能功效】味

淡，性凉。凉血止血，清热养阴。

【单方验方】1. 治吐血、咯血、尿血、便血：旱莲草、仙桃草各30g，水煎服。2. 治泄泻、痢疾：旱莲草、委陵菜各30g，水煎服。3. 治乳痈肿痛：鲜旱莲草、鲜白茅根各等份，洗净捣烂外敷。4. 治缠腰火丹（带状疱疹）：鲜旱莲草适量，清水洗净，搓揉，挤压取汁，涂搽患处，每日3～4次。

【药膳】鲜嫩茎叶洗净，开水汆后凉拌，炒熟或做汤食用。

【主要化学成分】全草含噻吩类化合物，蟛蜞菊内酯，谷甾醇，豆甾醇，烟碱，芹菜素，木樨草素和黄酮类，蛋白质，氨基酸，苦味质，皂苷和鞣质等。

【现代研究】药理研究显示，旱莲草有抑制金黄色葡萄

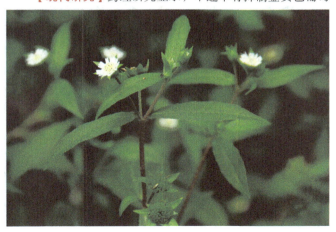

球菌、伤寒杆菌、宋氏痢疾杆菌、绿脓杆菌的作用，还有抗诱变，保护肝损害，增强机体免疫功能和止血等作用。临床上用于治疗急性细菌性痢疾，冠心病心绞痛，胃肠出血，妇女月经过多，吐血，鼻衄，功能性子宫出血，衄血，咯血，稻田性皮炎和扁平疣等。

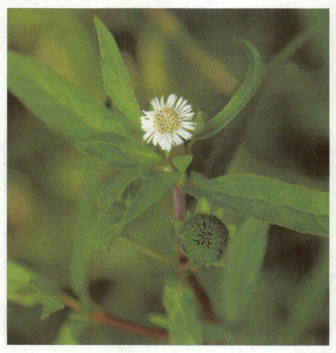

89　甜　菜

【别名】莙菜，莙荙菜，牛皮菜。

【医籍记载】《名医别录》："疗时行壮热，解风热毒。"

【来源】藜科植物莙荙菜 *Beta vulgaris* L. var. *cicla* L.。

【形态特征】一年或二年生草本。茎高30~100cm。叶互生，有长柄；根生叶卵形或矩圆状卵形，茎生叶菱形、倒卵形或矩圆形；叶片肉质光滑，淡绿色或浓绿色、红色、紫红色。花小，两性，绿色，单生或2~3朵聚生；花被5片；雄蕊5枚；子房半下位，花柱2~3枚。果通常聚生。种子圆形或肾形。花期5~6月，果期7月。

【生境及分布】我国南方、西南地区常见栽种，

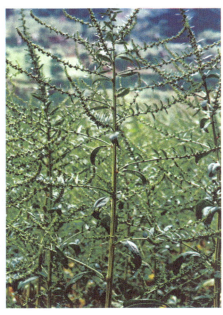

四川以茎叶红色者入药。

【**药用部位及采收**】药用茎、叶。秋季采挖，洗净泥土，鲜用或晒干备用。

【**性能功效**】味甘，性凉。清热解毒，化瘀止血。

【**单方验方**】1. 治小儿痘疹初起：甜菜、芫荽子、樱桃核各15g，水煎服。2. 治吐血、咯血：甜菜、白及各适量，炖猪血口肉至熟，吃肉喝汤。3. 治湿热泄泻：甜菜适量，加水煮熟，入少许盐调味食用。

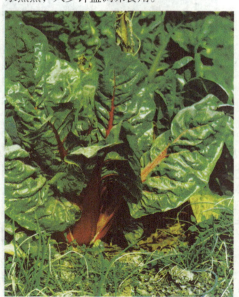

【**药膳**】作为蔬菜，鲜茎叶洗净，炒或煮熟食用。

【**主要化学成分**】根含甜菜碱，胆碱，阿魏酸，齐墩果酸，蔗糖，葡萄糖，果糖和棉籽糖等。

【**现代研究**】药理研究显示，甜菜有促进血流畅通的作用。

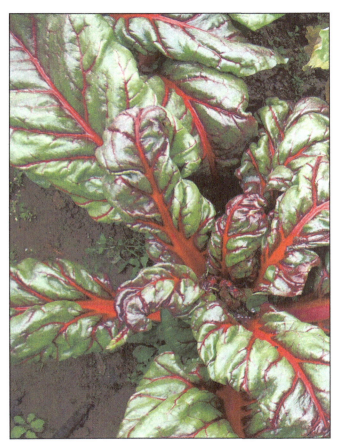

90 灰藋

【别名】灰灰菜。

【医籍记载】《本草拾遗》："主恶疮，虫、蚕、蜘蛛等咬，捣碎和油敷之；亦可煮食，亦作浴汤，去疥癣风瘙。"

【来源】藜科植物小藜*Chenopodium serotinum* L.。

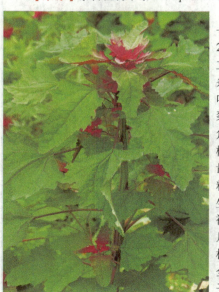

【形态特征】
一年生草本，高20~50cm。茎直立，分支，有角棱及条纹。叶互生，下部叶片3片，近基部的裂片短，椭圆形或三角形，中部的叶片椭圆形，边缘有波状齿，叶片两面略被粉粒。花序腋生或顶生；花簇细而疏，被白色粉粒，花被5片，浅绿色，雄蕊5枚，柱头2枚。胞果全体包于花被内。种子扁圆形，黑色。

【生境及分布】野生于荒地或田间，我国除西藏外，各地均有分布。

【药用部位及采收】药用全草。3~4月间采收，洗净，去杂质，鲜用或晒干备用。

【性能功效】味甘，性平；微毒。清热，利湿，杀虫。

【单方验方】1. 治湿疹：鲜灰藋、丝瓜叶各适量，捣烂取汁外搽。2. 治痈疮肿毒：鲜灰藋、土荆芥叶各等量，捣烂取渣外敷。3. 治风疹瘙痒：灰藋、虎耳草各20g，甜酒水煎服。4. 治漆疮皮肤痒痛：鲜灰藋、韭菜各适量，共捣汁外搽患处。

【药膳】鲜嫩茎叶洗净，开水汆后凉拌、炒食、做汤或火锅中烫后食用，也可做包子或饺子馅。

【现代研究】临床上用于治疗感冒，龋齿牙痛，白癜风，疔疮，细菌性痢疾和皮肤过敏瘙痒等。

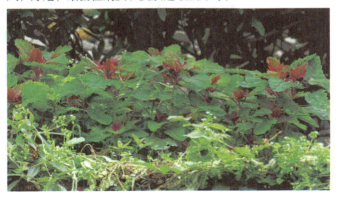

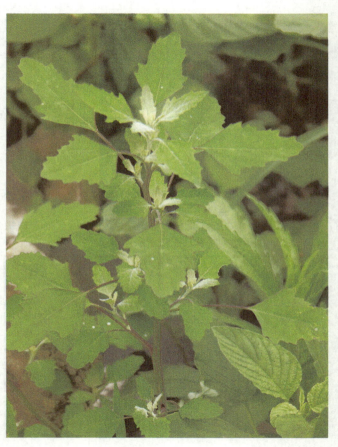

91 菠 菜

【别名】菠薐菜，角菜。

【医籍记载】《本草纲目》："通血脉，开胸膈，下气调中，止渴润燥。根尤良。"

【来源】藜科植物菠菜*Spinacia oleracea* L.。

【形态特征】一年生草本，全体光滑，柔嫩多水分。幼根带红色。叶互生；基部叶和茎下部叶较大；茎上部叶渐次变小，戟形或三角状卵形；花序上的叶变为披针形；具长柄。花单性，雌雄异株；雄花排列成穗状花序，顶生或腋生，花被4片，花被坛状，有2枚齿；花柱4枚，下部结合。胞果硬，通常有2根角刺。花期夏季。

【生境及分布】我国各地均有栽种。

【药用部位及采收】药用地上部分。栽种者四季可采收，除去泥土、杂质，洗净备用。

【性能功效】味甘，

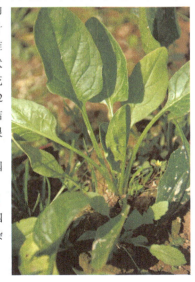

性平。养血，止血，敛阴，润燥通便。

【单方验方】1. 治血虚眩晕：菠菜、血人参各20g，水煎服。2. 治内热便秘：菠菜、生首乌各15g，水煎服。3. 治消渴：菠菜、胭脂花、胖血藤各10g，水煎服。4. 治肝虚夜盲：菠菜500g，羊肝250g，谷精草30g（布包），水煎，加适当调料，食肝饮汤，每日或隔日1次。

【药膳】鲜嫩茎叶洗净，开水氽后凉拌、炒食、做汤或入火锅烫煮后食用。

【主要化学成分】食用部分含蛋白质，脂肪，碳水化合物，粗纤维，草酸，芸香苷，α-生育酚，矿物质和维生素等。根含菠菜皂苷A和菠菜皂苷B等。

【现代研究】药理研究显示，菠菜有一定的抗癌活性。

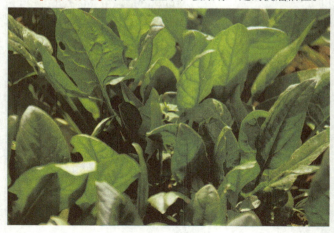

92 甜 荞

【别名】荞麦，花麦。

【医籍记载】《本草纲目》："降气宽肠，磨积滞，消热肿风痛，除白浊白带，脾积泄泻。"

【来源】蓼科植物荞麦*Fagopyrum esculentum* Moench。

【形态特征】一年生草本，高40~100cm。茎直立，多分支，光滑，淡绿色或红褐色。叶互生；下部叶有长柄，上部叶近无柄；叶片三角形或卵状三角形，先端渐尖，基部心形或戟形，全缘，两面无毛，仅沿叶脉有毛。花序总状或圆锥状，顶生或腋生；花梗长；花淡红色或白色，密集；花被5深裂；雄蕊8枚；花柱3枚。瘦果卵形，有3条锐棱，黄褐色，光滑。花、果期7~10月。

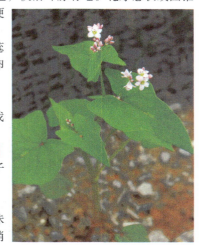

【生境及分布】我国各地均有栽培。

【药用部位及采收】药用种子。霜降前后种子成熟时收割，打下种子，除去杂质，晒干备用。

【性能功效】味甘、微酸，性寒。健脾消

积，下气宽肠，解毒敛疮。

【单方验方】1. 治脾虚泻痢或妇女带下清稀：甜荞适量，炒后研末，水泛为丸，每服6g，每日2次。2. 治绞肠痧腹痛：甜荞30~50g，炒黄，水煎服。

【药膳】种仁干燥，洗净，做主食煮熟食用。嫩茎叶可以做炒菜、凉拌菜等。

【主要化学成分】瘦果中含有水杨酸，4-羟基苯甲胺；种子中含有槲皮素，槲皮苷，金丝桃苷和芸香苷等。

【现代研究】药理研究显示，甜荞有降血压作用，影响血脂，调节血糖代谢使其降低等作用。临床上用于治疗消化不良腹泻，细菌性痢疾和急性肠炎腹痛等。

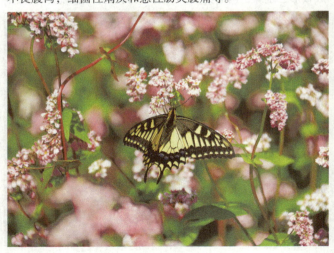

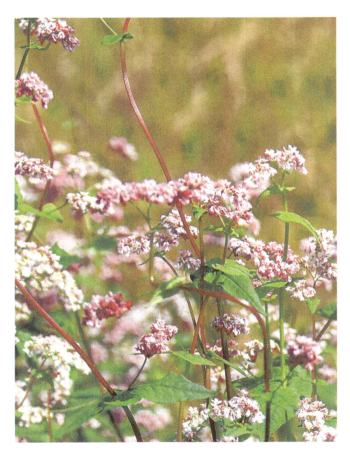

93 苦 荞

【别名】万年荞，野南荞，金荞麦。

【医籍记载】《贵州民间方药集》："健胃顺气，祛风除痰。"

【来源】蓼科植物苦荞麦 *Fagopyrum tataricum* (L.) Gaertn.。

【形态特征】一年生草本，高达80cm。块根圆形或不规则块状。茎直立，有少数细弱分支。叶互生，有长柄，叶片宽三角形，先端急尖，基部心形；两面脉上有毛，叶鞘膜质。穗状花序顶生或腋生；花被白色或淡红色，5深裂，雄蕊8枚。瘦果卵形，具三棱，黑褐色。花期8~9月。

【生境及分布】生于林边、草地或山坡。分布于我国东北、华北、华中、西北和西南各地。

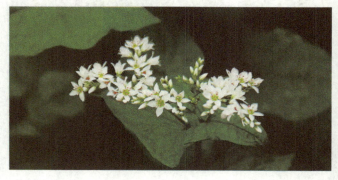

【**药用部位及采收**】药用块根及根茎。8~10月采收，晒干备用。

【**性能功效**】味甘、苦，性平。理气止痛，健脾利湿。

【**单方验方**】1. 治脘腹疼痛：苦荞块根18g，香樟根皮9g，共研末和匀，每次3g，每日3次。饭前开水送服。2. 治食滞饱胀：苦荞块根6~9g，胡桃仁适量，同嚼服。3. 治腰腿劳伤疼痛：苦荞块根15g，水煎服；或苦荞块根30g，算盘子15g，血当归15g，泡酒或水煎服。4. 治小儿疳积：苦荞块根、鸡矢藤、臭牡丹各120g，研末，掺入面粉中做粑粑吃。

【**药膳**】种仁干燥，洗净，做主食煮熟食用。嫩茎叶可以炒菜、凉拌等。

【**园艺价值**】做地栽、盆栽观赏。观叶类。

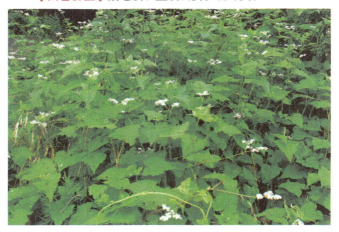

【主要化学成分】全草含硝酸盐还原酶，芸香苷及芦丁等；果实含蛋白质，种子含槲皮素，芸香苷，山柰酚等。

【现代研究】药理研究显示，苦荞有抗乙肝表面抗原，降血糖，降胆固醇和甘油三酯等作用。临床上用于治疗消化不良，急性胃炎胃痛，细菌性痢疾，小儿营养不良和跌打损伤腰腿痛等。

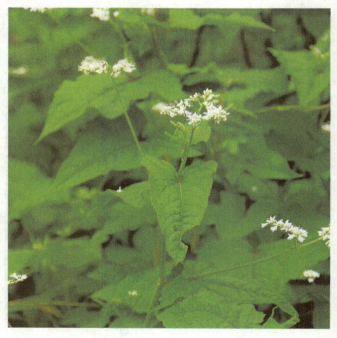

94 何首乌

【别名】首乌，首乌藤，夜交藤，制首乌。

【医籍记载】《日华子本草》：（根）"味甘久服令人有子，治腹藏宿疾，一切冷气及肠风。"《本草纲目》：（藤茎）"治风疮疥癣作痒，煎汤洗浴。"

【来源】蓼科植物何首乌*Polygonum multiforum* Thunb.。

【形态特征】多年生缠绕藤本。根细长，末端肥大成块根，外表红褐色或暗褐色。茎基部略呈木质，中空。叶互生，具长柄；托叶鞘膜质；叶片狭卵形或心形，先端渐尖，基部心形或箭形。圆锥花序，花小，花被绿白色，5片；雄蕊8枚；雌蕊1枚。瘦果椭圆形，黑色，光亮。

【生境及分布】生于山坡、土坎或灌丛中。喜温暖湿润气候，忌干燥和积水，以土层深厚、疏松肥沃、排水良好、腐殖质丰富的砂质壤土栽培为宜。分布于我国各地。

【药用部位及采收】药用块根，带叶藤茎（药名为"首乌藤"）。块根：栽种3~4年后可收，秋季落叶后或早春萌发前采挖，除去藤茎，将根

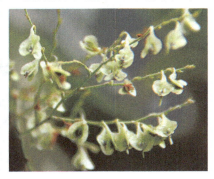

挖出，洗净泥土，切片，晒干或烘干备用。藤茎：夏秋季割取带叶藤茎，除去残叶，捆成把，晒干或烘干备用。

【性能功效】根：味苦、甘、涩，性温。补肝肾，解肿毒，安神。藤茎：味甘、苦，性平。养心安神，祛风通络。

【单方验方】根：1. 治热毒疮疡肿痛：鲜何首乌茎叶1000g，切碎，加水1500ml浓煎至250ml。外搽患处，每日1次。2. 治肾虚精亏腰酸：何首乌、山枝茶、养鸡草根各30g，水煎服。3. 治风湿麻痹，关节拘挛疼痛：何首乌、野烟根、山冬青各20g，酒水各半煎服。4. 治大肠风毒、便血：鲜何首乌60g，粳米30g，共同煮粥食用。

藤茎：1. 治痔疮肿痛：首乌藤、杉木叶、假蒌叶各适量，煎水洗。2. 治失眠多梦：首乌藤、合欢皮各15g，大枣5枚，水煎，睡前1小时服。

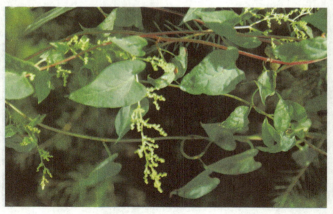

【药膳】鲜嫩茎叶洗净，炒或做汤食用。鲜块根洗净，炒熟或炖后食用；取适量干燥块根泡酒饮服。

【主要化学成分】块根含大黄素，大黄酚，大黄素甲醚，大黄酚蒽酮，大黄酸以及没食子酸，右旋表儿茶精和β-谷甾醇等。藤茎含大黄素，大黄素甲醚，蒽醌苷B等。

【现代研究】药理研究显示，何首乌块根有强心作用，防治血脂增高和动脉粥样硬化，降低血浆总胆固醇、甘油三酯和β-脂蛋白，能提高老年机体DNA修复能力和机体免疫力，有抗衰老，促进肠蠕动，增加肝糖元，促进骨髓干细胞增殖，抗肿瘤，抗病原微生物等作用。藤茎有明显的镇静、催眠作用。临床上块根用于治疗高脂血症，神经衰弱，失眠，高血压病，贫血，皮肤赘疣，肺结核咯血，脱发，斑秃，须发早白，牙齿松动及年老体虚，神经衰弱等。藤茎用于治疗神经衰弱症失眠，头昏等。

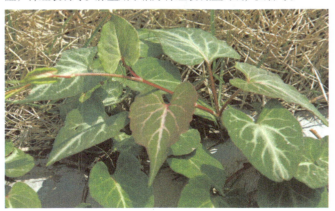

95 水 蓼

【别名】蓼实，蔷，柳蓼。

【医籍记载】《本经》（果实）"主明目，温中，散风寒，下水气，面目浮肿，痈疡。"《名医别录》：（地上部分）"蓼叶，归舌，除大小肠邪气，利中益志。"

【来源】蓼科植物水蓼*Polygonum hydropiper* L.。

【形态特征】一年生草本，高20~80cm，有辣味，茎直立，有的下部倾斜或伏地，多分支，无毛，红褐色，节部膨大，基部节上常生须根。叶互生，叶片披针形或椭圆状披针形，两面有黑棕色腺点；托叶鞘筒状，膜质。花序穗状，腋生或顶生，花疏生，白色或淡红色，雄蕊6枚。瘦果卵形，有3条棱。

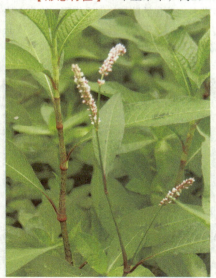

【生境及分布】生于低山、平坝、田野、水边或山谷半阴

的潮湿地。在肥沃的黏土和砂土中生长良好。分布于我国多数地区。

【**药用部位及采收**】药用地上部分（药名为"水蓼"），果实（药名为"水蓼实"）。果实：秋季果实成熟时采收，除去杂质，阴干备用。地上部分：播种当年的7~8月开花期，拔起地上部分，铺地晒干备用或鲜用。

【**性能功效**】果实：味辛，性温。化湿利水，破瘀散结，解毒。地上部分：味辛、苦，性平。行滞化湿，散瘀止血，解毒消肿，祛风止痒。

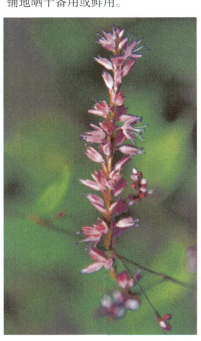

【**单方验方**】果实：1.治脚气肿：水蓼实适量，水烛适量，泡水渍脚。2.治霍乱烦渴：水蓼实30g，香豆豉60g，每服6g，水煎服。3.治瘰疬：水蓼实微炒，研为细末，薄酒调6g服，久则效，效则已（《本草衍义》）。

地上部分：1.治

月经不调：水蓼30g，当归15g，泡酒服。2．治热毒脓血便：水蓼、白花蛇舌草、仙鹤草各15g，水煎服，每日1剂。3．治风湿关节痛：鲜水蓼、香樟树皮、火炭母叶各适量，捣烂取渣，外包痛处。4．治湿疹瘙痒：鲜水蓼、鲜丝瓜叶各适量，捣烂取汁外搽患处。

【药膳】新鲜嫩茎叶炒熟、余后凉拌等食用。

【主要化学成分】地上部分含蓼黄素，蓼黄素-7-甲醚，芦丁，金丝桃苷，槲皮黄苷，蓼醛，异蓼醛，挥发油，β-谷甾醇-葡萄糖苷，维生素K，蒽醌及衍生物等。

【现代研究】药理研究显示，水蓼有明显抗炎，收缩子宫，抗着床，加速血液凝固，降低血压，抑制金黄色葡萄球菌、福氏痢疾杆菌、伤寒杆菌等作用。临床上用于治疗阿米巴痢疾，脚癣，湿疹，过敏性皮炎，风湿病关节肿痛，月经不调和急性胃肠炎等。

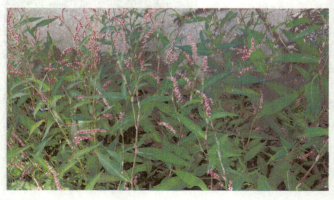

96 落 葵

【别名】藤葵，藤儿菜。

【医籍记载】《名医别录》："主滑中，散热。"

【来源】落葵科植物落葵 *Basella rubra* L.。

【形态特征】肉质的草质藤本。有分支。茎绿色或淡紫色。单叶互生；具柄，稍肉质而厚；叶片卵形，长3～12cm，先端渐尖而钝，基部微心形或下延，全缘。穗状花序腋生，单生；苞片1片，线形，萼片淡红色，基部合生，先端5片；雄蕊5枚，着生于花被筒上；雌蕊1枚，子房球形，花柱3枚，基部合生，柱头长椭圆形。浆果卵形或球形，暗紫色。花期春季至初冬。

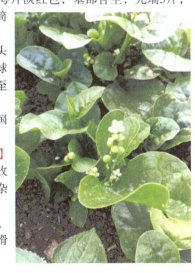

【生境及分布】我国各地均有栽种。

【药用部位及采收】药用地上部分。夏秋季采收茎叶和全草，洗净，除去杂质，鲜用或晒干备用。

【性能功效】味甘、酸，性寒。清热解毒，滑肠，凉血。

【单方验方】1. 治腹胀便秘：落葵、莱菔子各15g，水煎服。2. 治跌打损伤疼痛：落葵、筋骨草、养鸡草适量捣烂外包。3. 治疗疮肿痛：鲜落葵茎叶适量，捣烂外敷患处，每日换1~2次。4. 治烫火伤：鲜落葵茎叶适量，捣烂取汁外搽患处。

【药膳】鲜嫩茎叶洗净，开水余后凉拌，炒食或做汤食用。

【主要化学成分】叶含胡萝卜素，维生素C，L-阿拉伯糖，D-半乳糖，L-鼠李糖，蛋白质和多种氨基酸。

【现代研究】药理研究显示，落葵全草鲜品有解热，抗炎，抗病毒等作用。临床上用于治疗消化不良腹痛便秘，跌打损伤，烫伤和皮肤毛囊化脓性炎症等。

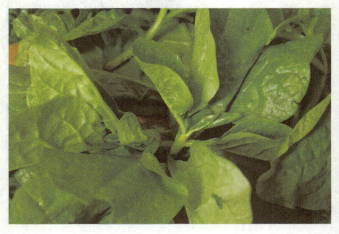

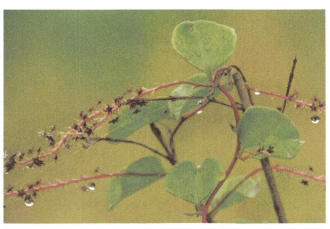

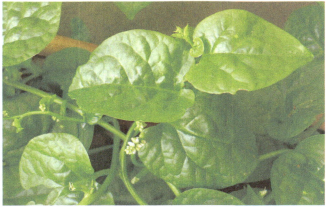

97　猕猴桃

【别名】藤梨，山羊桃，猕猴桃根。

【医籍记载】《食疗本草》："取瓤和蜜煎，去烦热，止消渴。"

【来源】猕猴桃科植物猕猴桃*Actinidia chinesis* Planch.。

【形态特征】多年生藤本。幼枝、叶柄密被褐色毛或刺毛；老枝红褐色，光滑无毛。叶互生，营养枝叶片阔卵圆形至椭圆形，先端极短，渐尖至尖；花枝上叶片近圆形，先端短突尖，基部圆形或心形。花杂性，3~6朵腋生，聚伞花序；初开乳白色，后为橙黄色；萼片5片；花瓣5瓣；雄蕊多数；

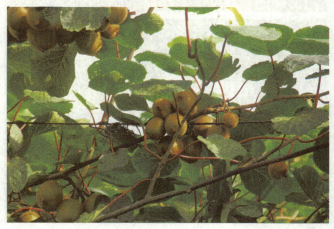

子房上位。浆果卵状或近球形。种子细小，黑色。花期6~7月，果期8~9月。

【**生境及分布**】生于林中、山坡等地，有栽种。喜温暖潮湿气候，对土壤要求不严，适宜排水良好、腐殖质丰富的微酸性砂质壤土栽种。分布于我国南方各地。

【**药用部位及采收**】药用果实、叶和根。果实：9月中旬至10月上旬采摘成熟果实，鲜用或晒干备用。叶：夏季采收，鲜用或晒干。根：全年可采，洗净，切段，晒干备用或鲜用。

【**性能功效**】味甘、酸，性寒。清热解毒，消肿生肌。

【**单方验方**】1. 治跌打骨折：猕猴桃根、水冬瓜、接骨木各适量，捣烂外包。2. 治湿热小便淋滴：鲜猕猴桃果实适量，捣烂取汁，或绞汁饮服。3. 治乳痈疼痛：猕猴桃叶、栽秧泡

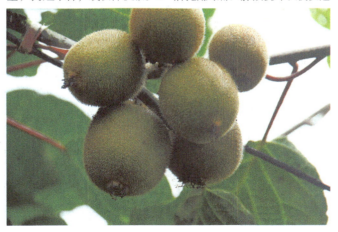

叶各适量，捣烂外敷。4. 治脾胃虚弱食少：猕猴桃干果适量，水煎内服。

【药膳】鲜果成熟采摘，剥皮食果肉；或酿酒、制作饮料饮服。

【园艺价值】作为果树栽种，蔓木类。

【主要化学成分】猕猴桃根含熊果酸、齐墩果酸、琥珀酸和胡萝卜苷等。全株含猕猴桃碱。

【现代研究】药理研究显示，猕猴桃有显著抑制小鼠宫颈癌，增强细胞免疫和抑制体液免疫等作用。临床上用于治疗跌打损伤疼痛，急性泌尿道感染，急性乳腺炎，胃癌，食道癌和风湿病筋骨疼痛等。

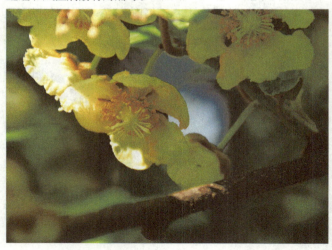

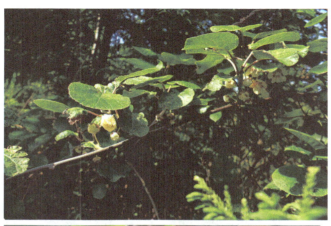

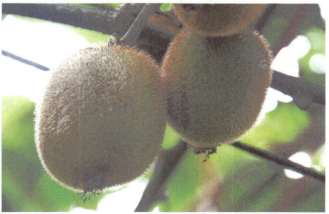

98 马齿苋

【别名】马齿菜，马齿草。

【医籍记载】《新修本草》："主诸肿瘘疣目，捣揩之；饮汁主反胃，诸淋，金疮血流，破血癖癥瘕，小儿尤良。"

【来源】马齿苋科植物马齿苋 *Portulaca oleracea* L.。

【形态特征】一年生草本，肥厚多汁，无毛，高10~30cm。茎圆柱形，下部平卧，上部斜生或直立，多分支。叶互生或近对生，倒卵形、长圆形或匙形，顶端圆钝，有时

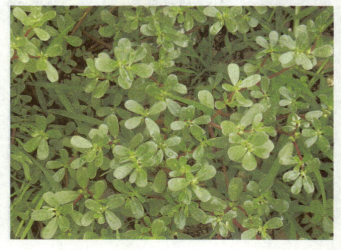

微缺，基部狭窄成短柄，上面绿色，下面暗红色。花常3~5朵簇生于枝端，萼片2片，对生，卵形，花瓣5瓣，淡黄色，雄蕊8~12枚，雌蕊1枚，子房半下位。蒴果短圆锥形，棕色，盖裂，种子黑色。

【生境及分布】生于田野路边、庭院、废墟等地。喜温暖湿润气候，适应性较强，能耐寒、耐旱，在丘陵和平地的一般土壤即可栽培。分布于我国各地。

【药用部位及采收】药用地上部分，或鲜用。8~9月割取全草，洗净泥土，拣净杂质，开水稍蒸或烫一下，取出晒或晾干备用；亦可鲜用。

【性能功效】味酸，性寒。清热解毒，凉血止血。

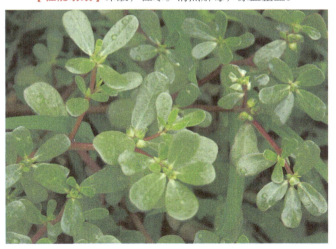

【单方验方】1. 治湿热血痢：马齿苋鲜草2大握(切段)，粳米2合，加水煮粥，空腹食用；或马齿苋鲜草适量，捣汁入蜜调服。2. 治崩漏、便血，血淋：鲜马齿苋绞汁适量，藕汁等量。每次饮服约60g，米汤送服。3. 治热毒痢肿疮疡：马齿苋鲜草适量，煎汤内服、外洗，或鲜品捣烂外敷。

【药膳】鲜地上部分洗净，清水煮后放冷凉拌，或入火锅烫食，清炒食用。

【主要化学成分】地上部分含大量去甲肾上腺素和钾盐，多巴胺，甜菜素，异甜菜素，甜菜苷，异甜菜苷，柠檬酸，苹果酸，谷氨酸，天门冬氨酸及葡萄糖等。

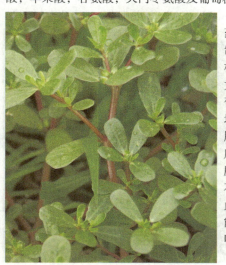

【现代研究】药理研究显示有抑制痢疾杆菌、伤寒杆菌、绿脓杆菌、大肠杆菌、金黄色葡萄球菌的作用及增强肠蠕动和降低胆固醇等作用。临床上用于治疗痢疾脓血便，泌尿道结石尿血，痔疮便血，黄疸型肝炎，功能性子宫出血，百日咳和无名肿毒等。

99 肉 桂

【别名】桂皮，桂枝。

【医籍记载】《本经》：（树皮）"主上气咳逆，结气喉痹吐吸，利关节，补中益气。"《医学启源》：（嫩枝）"引《主治秘诀》：去伤风头痛，开腠理，解表，去皮肤风湿。"

【来源】樟科植物肉桂*Cinnamomum cassia* Presl。

【形态特征】常绿乔木，高12~17m。树皮灰褐色，气味芳香，幼枝略呈四棱形。叶互生，革质，长椭圆形或近披针形，先端尖，基部钝，全缘，上面绿色，有光泽，下面灰绿色；被细柔毛；三出脉，下面隆起，细脉横向平行。圆锥花

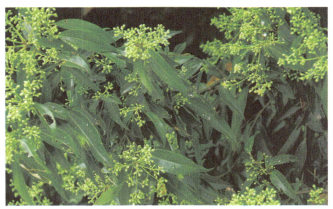

序腋生或近顶生，花被裂片6片，黄绿色，椭圆形；发育雄蕊9枚，3轮，花药矩圆形；子房椭圆形，1室，花柱细。浆果椭圆形至倒卵形，暗紫色。种子长卵形，紫色。花期5~7月，果期次年2~3月。

【生境及分布】栽培于砂土或斜坡山地。宜热带、亚热带高温、无霜雪、多雾潮湿气候，抗寒性弱。以土层深厚、质地疏松、排水良好的酸性红黄土壤栽培为宜。分布于福建、广西、广东和云南等地。

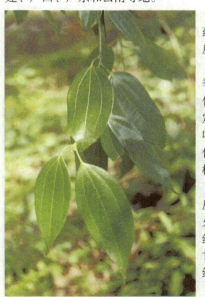

【药用部位及采收】药用树皮（药名为"桂皮"），嫩枝（药名为"桂枝"）。树皮：春秋季剥皮，8~9月间采收为佳，晒干后备用。嫩枝：定植2年后可采嫩枝，去叶，晒干；或取肉桂树砍伐后的枝桠及修剪时的枝桠，晒干备用。

【性能功效】树皮：辛、甘，大热。补火助阳，散寒止痛，温经通脉。嫩枝：辛、甘，温。发汗解肌，温经通脉。

【单方验方】树

皮：1．治小儿泄泻：肉桂、丁香、木香研末，置纱布袋内绑缚于脐部。2．治肾虚喘咳、遗尿、尿频：肉桂、熟附子、泽泻、丹皮各3g，熟地黄12g，山茱萸、山药、茯苓各6g，水煎服，或制成丸剂，每日2次，每次9g。3．治冻疮：用含山莨菪碱、肉桂、樟脑等的山桂膏外敷。

桂枝：1．治心中痞，诸逆，心悬痛：桂枝10g，枳实12g，生姜5片，水煎服。2．治血痹：黄芪30g，芍药、桂枝各15g，生姜3片，大枣5枚，水煎服。3．治太阳中风：桂枝、芍药各15g，甘草6g，生姜3片，大枣5枚，水煎服。

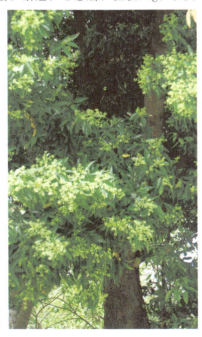

【药膳】树皮可提取天然香精做食品调料，或直接用于炖汤，卤菜制作中作为香料使用。

【园艺价值】作为园林绿化林木栽种，观叶类。

【主要化学成分】树皮含挥发油（桂皮油）1%～2%及鞣

质、黏液质、树脂等，油中的主要成分为桂皮醛以及乙酸桂皮酯、乙酸苯丙酯等。嫩枝含挥发油，其主要成分为桂皮醛，尚含苯甲醛，酚类，有机酸，多糖，苷类，香豆精及鞣质等。

【现代研究】药理研究显示，肉桂树皮可增加心肌收缩力，有缓和肠胃刺激，增强消化机能，排除积气，缓解胃肠痉挛性疼痛，扩张中枢及末梢血管，引起子宫充血，增加冠脉及脑血流量，降低血管阻力，镇静，镇痛，解热和抗惊厥作用。嫩枝有抗菌，抗病毒，利尿等作用。树皮在临床上用于治疗风湿性脊柱炎，类风湿性脊柱炎，腰肌劳损，不明原因的腰痛及颈椎病，小儿腹泻，支气管哮喘等。嫩枝用于治疗感冒，头痛，关节疼痛，痛经，水肿等。

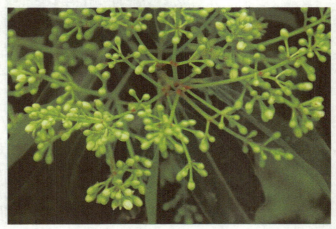

100　葡　萄

【别名】葡桃，蒲桃。

【医籍记载】《本经》："主筋骨湿痹，益气倍力，强志，令人肥健耐饥，忍风寒。可作酒。"

【来源】葡萄科植物葡萄 *Vitis vinifera* L.。

【形态特征】木质藤本；树皮成片状剥落，幼枝有毛或无毛；卷曲分支。叶圆卵形，宽7～15cm，3裂至中部附近，基部心形，边缘有粗齿，两面无毛或下面有短柔毛。圆锥花序与叶对生；花杂性异株，花小，淡黄绿色，花瓣5瓣，上部合生呈帽状；雄蕊5枚，花盘由5个腺体组成；子房2室，每室有胚珠2枚。浆果椭圆状球形或球形。

【生境及分布】原产亚洲西部。我国各地均有栽培。

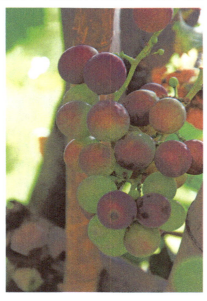

【药用部位及采收】药用成熟果实。夏秋季果实成熟时采收，鲜用或风干备用。

【性能功效】味甘、微酸，性平。生津，解热，益气。

【单方验方】1．治肝肾不足，腰脊酸痛：鲜葡萄500～2000g，加人参30～50g，共浸酒1500ml，7～10天后饮服。2．治热病伤津口干：葡萄鲜果适量生食，或绞汁饮服、熬膏服用。3．治咽痛音哑：葡萄汁、甘蔗汁各20ml，混匀，温开水送服。4．治血虚心悸：葡萄干、龙眼肉各适量，煎汤或熬膏食用。

【药膳】叶片干燥，与饭拌后蒸熟食用。果实成熟后采摘，直接食用鲜果或酿酒饮服。

【园艺价值】作为园林绿化藤本、果树栽种，观叶、观果类。

【主要化学成分】果实含矢车菊素，芍药花素，飞燕草素及葡萄糖，果糖，蔗糖，木糖，酒石酸，草酸，柠檬酸，苹果酸，蛋白质，维生素和多种无机元素等。

【现代研究】药理研究显示，葡萄果实有维生素P样活性，茎叶有收敛作用，矢车菊素具有抗氧化作用。临床上用于治疗久病年老体质虚弱，发热口渴，感冒咽痛和急性咽喉炎肿痛等。

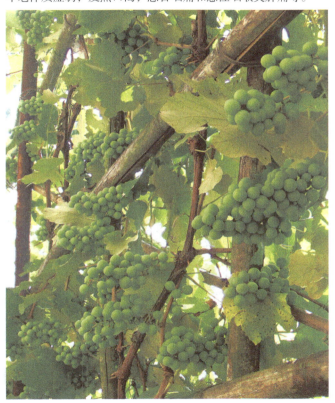

101　乌蔹莓

【别名】母猪藤。

【医籍记载】《新修本草》："主风毒热肿，游丹，蛇伤，捣敷并饮汁。"

【来源】葡萄科植物乌蔹莓*Cayratia japonica* (Thunb.) Gagnep.。

【形态特征】多年生草质藤本。茎带紫红色或绿色，有纵棱，卷须二歧分支，与叶对生。鸟足状复叶互生，小叶5片，膜质，椭圆形，披针形或倒卵状矩圆形，先端短渐尖或急尖，边缘有锐锯齿；中间小叶较大。聚伞花序伞房状，腋

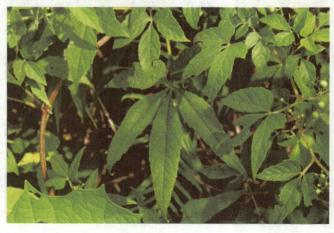

生或假腋生，具长梗，花小，黄绿色；花萼不明显；花瓣4瓣；雄蕊4枚；子房陷于4裂的花盘内。浆果倒卵形，成熟时黑色。花期5~6月，果期8~10月。

【生境及分布】生于山野、路旁灌木林中。喜温暖湿润气候，喜半阴环境，常野生于庭院、篱旁、林缘等地。分布于我国长江以南大部分地区。

【药用部位及采收】药用嫩叶或全草。夏秋季割取藤茎，或挖出根部，除去杂质，洗净，晒干备用或鲜用。

【性能功效】味酸、苦，性寒。活血化瘀，清热解毒。

【单方验方】1.治骨折肿痛：鲜乌蔹莓、玉枇杷、土三七各适量，捣烂外包伤处。2.治风湿关节痛：乌蔹莓、追风伞、见风青各20g，水煎服。3.治癫痫：乌蔹莓、蓖麻子

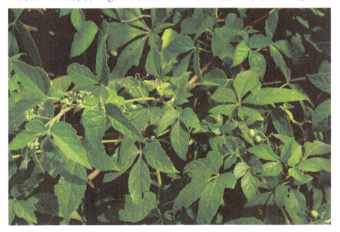

根、岩兰花根各20g，水煎服。4．治咽喉肿痛：乌蔹莓、八爪金龙、瓜子金各10g，水煎服。

【药膳】鲜嫩叶洗净，开水汆后凉拌，炒熟、入火锅烫后食用，干燥茎叶泡水代茶饮。

【园艺价值】做地栽、盆栽藤木观赏。观叶类。

【主要化学成分】茎叶含挥发油，芹菜素，木樨草素，羽扇豆醇，β-谷甾醇，棕榈酸，阿拉伯聚糖，黏液质，硝酸钾和氨基酸等。根含生物碱，鞣质，淀粉，树胶以及黏液质等。

【现代研究】药理研究显示，乌蔹莓有抑制流感病毒、腺病毒及肺炎双球菌、金黄色葡萄球菌、痢疾杆菌、大肠杆菌、溶血性链球菌的作用，还有抗钩端螺旋体生长，抗炎，抗凝血及增强细胞免疫等作用。临床上用于治疗急性乳腺炎，淋巴结炎，带状疱疹，肺结核咯血和淋巴瘤等。

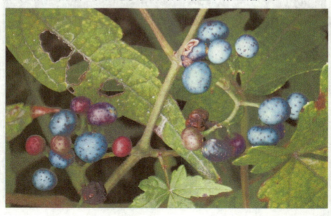

102　马铃薯

【别名】洋芋，土豆。

【医籍记载】《湖南药物志》："补气，健脾，消炎。"

【来源】茄科植物马铃薯*Solanum tuberosum* L.。

【形态特征】一年生草本。地下块茎椭圆形，外皮黄白色，内皮白色。地上茎柔弱，高50～90cm，多分支。羽状复叶互生，小叶3～4对，卵形或椭圆状卵形，大小相间，先端钝尖，全缘，叶脉在下面突起，两面均被疏毛。花萼钟状，花瓣5瓣，裂片披针形；花冠白色或淡紫色，先端5浅裂，裂

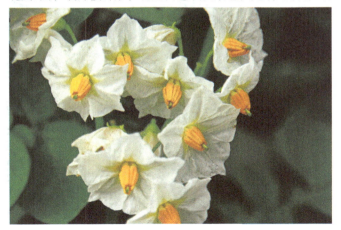

片略呈三角形；雄蕊5枚，花丝短；雌蕊1枚，子房2室，花柱较雄蕊稍长，结实很少。浆果球形。

【生境及分布】我国各地普遍栽种。

【药用部位及采收】药用新鲜或干燥块茎。春、夏季采收，去泥土，干燥备用或鲜用。

【性能功效】味甘，性平。补气，健脾，消炎。

【单方验方】1. 治胃脘疼痛：马铃薯20g，仙人掌30g，水煎服。2. 治肌肉注射局部硬结：鲜马铃薯适量，捣烂加热局部外敷。3. 治痄腮肿痛：马铃薯捣烂，加醋适量，调敷局

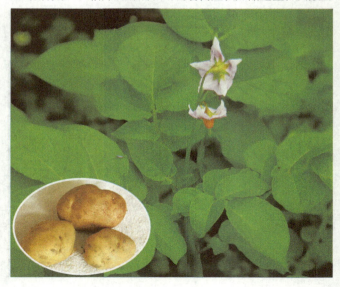

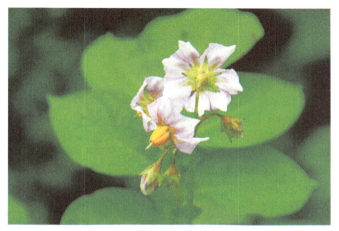

部。4. 治冻疮痒痛：马铃薯、茄根适量，水煎外洗患处。

【药膳】鲜品洗净，去皮，开水汆后凉拌，炒、炖、入火锅食用；或做成薯片、薯条，制取淀粉等食用；或做主粮食用。

【主要化学成分】块根含生物碱糖苷，苷元为茄啶，番茄胺等；另含生物碱，α-茄碱和槲皮素，胡萝卜素，新黄质和叶黄素，苯丙氨酸，亮氨酸，赖氨酸以及多种有机酸等。

【现代研究】药理研究显示，马铃薯块根对ATP酶有强大的抑制作用，还有抑制某些致癌物对鼠沙门菌的致突变作用；发芽马铃薯带青色的块根中含小量的茄碱，或引发胃肠炎。临床上用于治疗烫伤，胃、十二指肠溃疡疼痛，腮腺炎，皮肤湿疹瘙痒等。

103 红薯

【别名】山芋，红山药，番薯。

【医籍记载】《本草纲目拾遗》："补中，活血，暖胃，肥五脏。"

【来源】旋花科植物番薯 *Ipomoea batatas* (L.) Lam.。

【形态特征】多年生蔓状草质藤本，秃净或稍被毛，茎有乳汁。块根白色、黄色、红色或有紫色斑。叶卵形至矩圆状卵形，长6~14cm，先端渐尖，基部截头形至心形，全缘，或有角或缺刻。聚伞花序腋生，花数朵生于一粗壮的花序柄

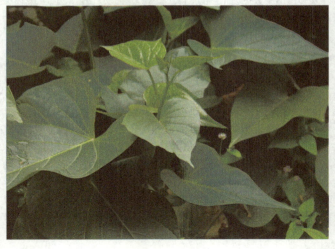

上，萼深裂，淡绿色，先端钝，有小锐尖；花冠漏斗状，5短裂，紫红色或白色；雄蕊5枚；子房2室。

【生境及分布】我国各地均有栽种。

【药用部位及采收】药用块根。秋冬季采挖，洗净，切片，晒干、鲜用或窖藏备用。

【性能功效】味甘，性平。补中和血，益气生津，通便。

【单方验方】1．治大便不通：红苕煮熟或煨熟食用。2．治烦热口渴：生红苕适量，直接食用。3．治乳疮：白红苕捣烂敷患处，见热即换，连敷数天。4．治疮毒发炎：生红苕洗净磨烂，敷患处，有消炎去毒之效。

【药膳】鲜块根洗净，生吃，或煮、烤、烧、炸熟后食

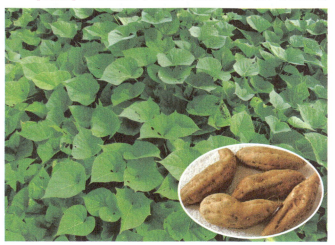

用；提取淀粉做粉条、卷皮等食用。

【主要化学成分】块根含3,5-二咖啡酰奎宁酸，没食子酸等。

【现代研究】药理研究显示，红苕水提取物对眼晶体醛糖还原酶有较强抑制作用。临床上用于治疗慢性便秘，消化不良，疮疡肿痛，虫蛇咬伤等。

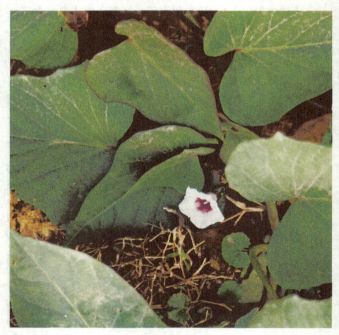

104 茄子

【别名】落苏，矮瓜，吊菜子。

【医籍记载】《食疗本草》："主寒热，五脏劳。又醋摩之，敷肿痛。"

【来源】茄科植物茄*Solanum melongena* L.。

【形态特征】一年生草本。茎直立，基部木质化，上部分支，绿色或紫色，全体被星状柔毛。单叶互生；叶片卵状椭圆形，先端钝尖，叶缘波状浅裂。聚伞花序侧生，花萼钟形，顶端5片，花冠紫蓝色；雄蕊5枚，花丝短，着生花冠后部，花药黄色；雌蕊1枚，子房2室。浆果长椭圆形、球形

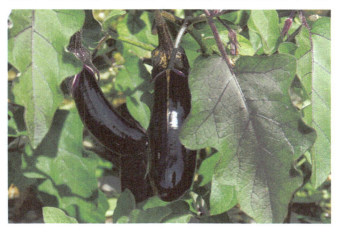

或长柱形，深紫色、淡绿色或黄白色；基部有宿存萼。花期6～8月，花后结实。

【生境及分布】我国各地均有栽种。喜高温，以土层深厚、富含有机质、保肥保水力强的土壤栽培为宜。

【药用部位及采收】药用果实、根或叶。夏秋季果实成熟时采收，鲜用或切片晒干备用。

【性能功效】味甘，性凉。清热，活血，止痛，消肿。

【常用配方】1. 治疮痈红肿、冻疮：鲜茄子适量，捣烂外敷患处。2. 治血热便血、痔疮：茄子枝叶、血人参各15g，水煎服。3. 治湿热带下：茄子、胭脂花根各20g，水煎服。4. 治尿血：茄子根、白茅根各15g，水煎服。

【药膳】果实鲜用，或干燥、腌制后食用。鲜品切片开水氽后凉拌，烧、炒、焖至熟食用。

【主要化学成分】果实含葫芦巴碱，水苏碱，茄碱，飞

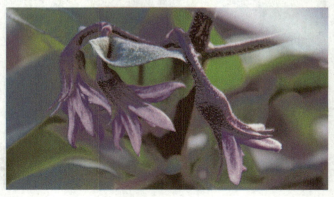

燕草苷，紫苏宁，β-谷甾醇，豆甾醇，绿原酸，苹果酸，少量枸橼酸和δ-羟基谷氨酸等。

【现代研究】药理研究显示，茄子有降低胆固醇，利尿和一定的抗炎作用。临床上用于治疗咳嗽痰多，炎性肿痛，虫蛇咬伤，蜂蜇伤等。

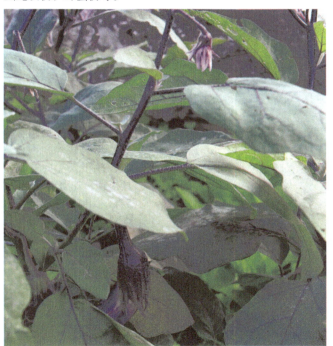

105　桃

【别名】桃核仁，桃叶，桃仁。

【医籍记载】《本经》：（种仁）"主瘀血，血闭，瘕，邪气，杀小虫。"《名医别录》：（叶）"主除尸虫，出疮中虫。"

【来源】蔷薇科植物桃*Prunus persica* (L.) Batsch。

【形态特征】落叶小乔木，高3～6m。小枝绿色或半边

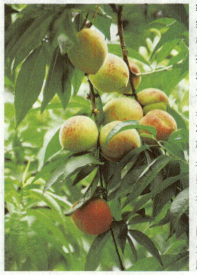

红褐色，无毛，冬芽有细柔毛。叶互生，叶片椭圆状披针形至倒卵状披针形，中部最阔，先端长尖，基部阔楔形。花常单生，先叶开放；具短梗；花萼5片；花瓣5瓣，倒卵形，粉红色；雄蕊多数；子房1室。核果近球形。种子1粒，扁卵状心形。花期3～4月，果期6～7月。

【生境及分布】我国各地均有栽种。喜阳光、温暖气候环境。在肥沃干燥的砂质壤土中

生长良好。

【药用部位及采收】药用果实、种仁（药名为"桃仁"）、叶。种仁：夏秋间采收成熟果实，取出果核；或食用果肉时收集果核，取出种仁，晒干备用。叶：夏季采收，鲜用或晒干备用。

【性能功效】种仁：味苦、甘，性平。活血祛瘀，润肠通便。叶：味苦，性平。祛风除湿，清热杀虫，活血消积。

【单方验方】种仁：1. 治闭经、痛经：桃仁、红花、当归各12g，水煎服。2. 治产后瘀血阻滞腹痛：桃仁、川芎、炮姜等，组方生化汤内服。3. 治跌打损伤，骨折肿痛：桃仁、红花、大黄、当归各10g，水煎服。4. 治肠痈腹痛：桃仁、大黄、丹皮等组方大黄牡丹汤内服。

叶、果实：1. 治阴道滴虫致带下、阴痒：桃叶、博落回

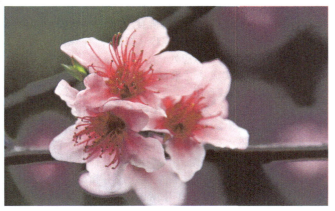

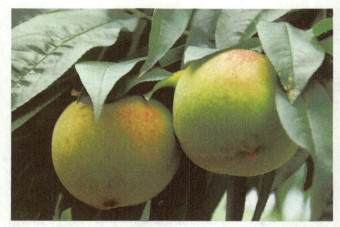

枝叶各适量，水煎洗。2．治痈疽肿痛：桃叶、黄堇各适量，捣烂外敷。3．治虚劳咳喘：鲜桃3枚去皮，加冰糖30g，隔水蒸烂后去核食用。4．治皮肤瘙痒：鲜桃叶、鲜松叶、鲜青蒿叶各适量，捣烂取汁外敷患处。

【药膳】果实成熟时采摘，洗净表面茸毛或削皮后生食，或做果脯、蜜饯食用。

【园艺价值】作为园林绿化林木、果树栽种，观叶、观花、观果类。

【主要化学成分】种仁含挥发油，脂肪油，苦杏仁苷，多种氨基酸和蛋白质，糖，甲基苷，野樱苷和甾体等。叶含柚皮素，奎宁酸，番茄烃，熊果酸，β-谷甾醇，鞣质，挥发油和少量氰苷等。果实含维生素B_1、B_2、C，烟酸，胡萝卜素，苹果酸，柠檬酸和挥发油等。

【现代研究】药理研究显示，桃仁有抑制血凝，扩张周围血管，减少血管阻力，增加血流量，抑制呼吸中枢产生镇咳、平喘作用，还有缓泻，保肝，抑制结核杆菌和短暂的降血压等作用。临床上种仁用于治疗血栓闭塞性脉管炎，小儿支气管哮喘，急性气管炎，肋间神经痛，肋软骨炎，神经性头痛，脑血栓形成，慢性肝炎，肝硬化，软组织损伤和银屑病等。叶用于治疗感冒头痛，疟疾，疮疖，荨麻疹和痔疮等。

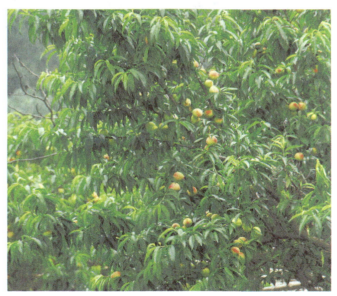

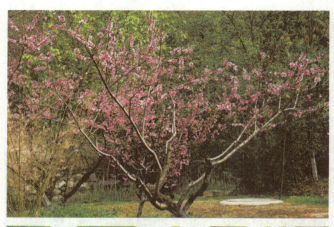

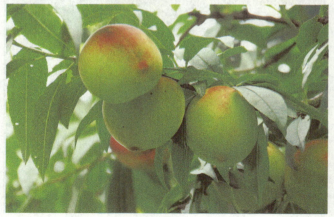

106 梅

【别名】梅实，黑梅，乌梅。

【医籍记载】《本经》："主下气，除热烦满，安心，肢体痛，偏枯不仁，死肌，去青黑痣，恶疾。"

【来源】蔷薇科植物梅*Armeniaca mume* Sieb.。

【形态特征】落叶乔木，高可达10m。树皮淡灰色或淡绿色，多分支。单叶互生；叶片卵形至长圆状卵形，边缘具细锐锯齿。花单生或簇生，白色或粉红色，气味芳香，先叶开放；苞片鳞片状，褐色；萼筒钟状，裂片5片；雄蕊多数；雌蕊1枚，子房密被毛。核果球形，一侧有浅槽，熟时黄色，

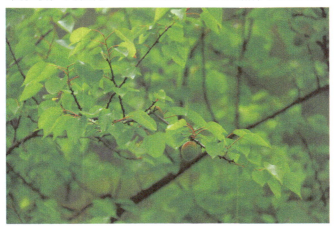

核硬。花期1~2月，果期5~6月。

【生境及分布】我国各地均有栽种。喜温暖湿润气候，在阳光充足，土质疏松肥沃、土层深厚、排水良好的砂质壤土中生长良好。

【药用部位及采收】药用近成熟果实（药名为"乌梅"）。5~6月间采收近成熟果实，用40℃左右的无烟火烘焙，六成干时，轻轻翻动，使其干燥均匀，焙后再闷2~3天，待其变成黑色即成，备用。

【性能功效】味酸，性温。收敛生津，安蛔驱虫。

【单方验方】1. 治久咳不止：乌梅10g，兔耳风20g，大毛香20g，水煎服。2. 治津伤口渴：鲜梅10g，鲜甘蔗50g，共捣烂取汁饮服。3. 治崩漏下血：乌梅10g，陈棕炭、红砖

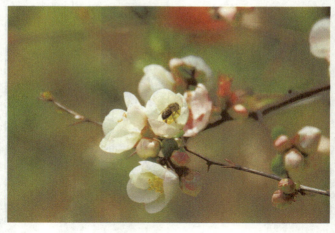

块各30g，水煎服。4. 治蛔虫腹痛：乌梅、川楝子、阳荷根各10g，水煎服。

【药膳】鲜果实洗净，直接生吃。鲜果干燥后制成话梅或果脯等食用；亦可浸酒饮服。

【园艺价值】作为花木栽种，观花、观果类。12月至次年3月观白色或红色花，5~6月观黄色果。

【主要化学成分】果实含琥珀酸，柠檬酸，苹果酸，酒石酸，齐墩果酸，β-谷甾醇，蜡醇和三萜类等。

【现代研究】药理研究显示，果实有拮抗结肠带收缩作用，轻度收缩胆囊，刺激蛔虫后退和抑制皮肤真菌等作用。临床上用于治疗急性肠炎，细菌性痢疾，蛔虫腹痛，崩漏，便血、尿血等。

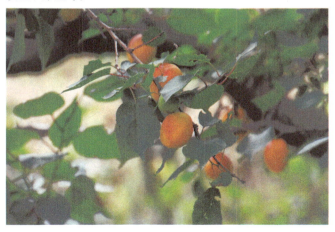

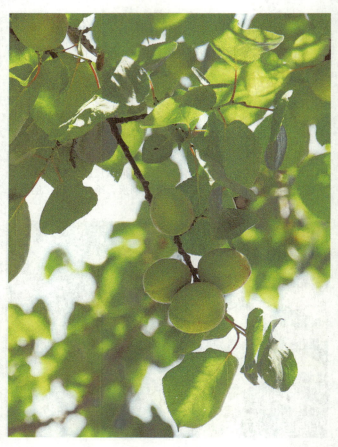

107　绿萼梅

【别名】白梅花，绿梅花。

【医籍记载】《饮片新参》："绿萼梅平肝和胃，止脘痛、头晕，进饮食。"

【来源】蔷薇科植物绿萼梅*Armeniaca mume* Sieb. f. *viridicalyx* (Makino) T. Y. Chen。

【形态特征】落叶小乔木。树皮淡灰色。小枝细长，先端刺状。单叶互生；叶柄被短柔毛；叶片椭圆状宽卵形，边缘有细锯齿。花单生或2朵簇生于2年生侧枝叶腋，先叶开放,白色或粉红色；花梗短；花萼5片；花瓣5瓣；雄蕊多数。核果近球形，黄色。花期11~12月，果期5~6月。

【生境及分布】我国长江流域以南各地均有栽培。喜温暖湿润气候，在阳光充足，疏松肥沃、土层

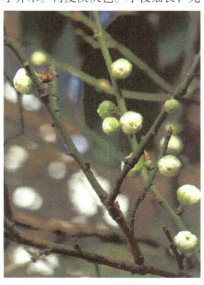

深厚、排水良好的砂质壤土中生长良好。主要分布于江苏、浙江、四川和湖北等地。

【药用部位及采收】药用花蕾。1月花未开放时采摘，及时低温干燥备用。

【性能功效】味酸、涩，性平。疏肝解郁，理气和胃。

【单方验方】1. 治梅核气：绿萼梅花、玫瑰花各3g，开水冲泡，代茶常饮；或绿萼梅、八月札、瓜蒌皮、合欢花、陈皮各6g，水煎服。2. 治妊娠呕吐：绿萼梅花6g，紫苏煎水冲泡，代茶饮。3. 治唇上生疮：绿萼梅瓣贴患处，如开裂出血者即止。4. 治肝郁胁痛：绿萼梅、柴胡、香附、佛手各6g，水煎服。

【药膳】鲜果实洗净，直接生吃。鲜果干燥后制成话梅或果脯等食用。

【园艺价值】作为园林绿化林木、花木栽种，观叶、花类。

【主要化学成分】花含苯甲醛，苯甲醇，4-松油烯醇，棕榈酸，苯甲酸和异丁香油酚等。

【现代研究】临床上绿萼梅用于治疗肝病胁痛，消化不良，妊娠呕吐和麻疹等。

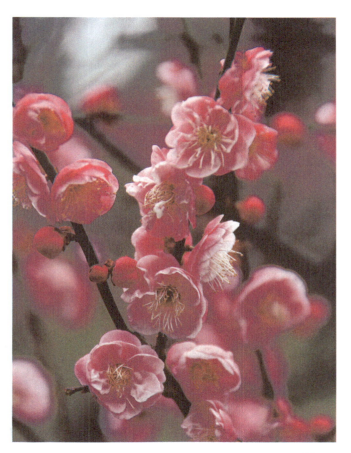

108 枇 杷

【别名】土冬花，枇杷叶，琵琶花。

【医籍记载】《新修本草》：（叶）"主咳逆，不下食。"《食疗本草》：（果实）"利五脏。"《贵州民间方药集》：（花）"治咳。"

【来源】蔷薇科植物枇杷 *Eriobotrya japonica* (Thunb.) Lindl.。

【形态特征】常绿小乔木，高3~8m。小枝粗壮，被锈色茸毛。单叶互生，叶片革质；长椭圆形至倒卵状披针形；先端短尖，基部楔形；边缘有疏锯齿，上面深绿色有光泽，下面被锈色茸毛。花数十朵聚为圆锥花序，密被锈毛；花萼5浅裂；花瓣5瓣，白色。浆果状梨果，圆形或近圆形。

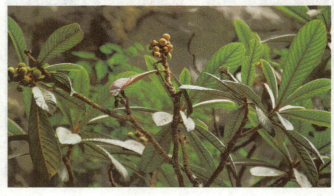

【生境及分布】分布于我国华东、中南、西南及陕西、甘肃等地。喜温暖湿润气候，以土层深厚、排水良好、富含腐殖质的砂质壤土栽培为宜。

【药用部位及采收】药用叶、花及果。叶：全年可采，夏收者为多，晒至七八成干，扎成小把，再晒至足干备用。花：冬春季采花，晒干备用。果：果实成熟时分批采收，鲜用为主。

【性能功效】叶：味苦，性凉。清肺化痰，和胃止呕。花：味淡，性平。疏风止咳，通鼻窍。果实：味甘、酸，性凉。润肺下气，止咳。

【单方验方】叶：1. 治咳嗽气喘：鲜枇杷叶15g，半夏6g，水煎服，每日1剂。2. 治声音嘶哑：鲜枇杷叶30g，淡竹

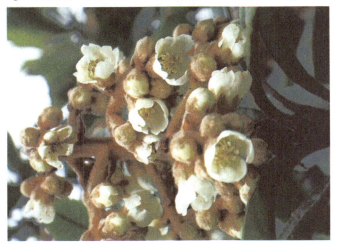

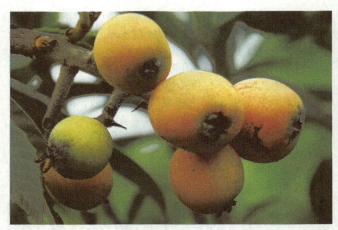

叶15g，水煎，每日数次饮服。3．治胃热呕吐：枇杷叶10g，生姜3片，水煎代茶饮。4．治劳伤咳嗽：鲜枇杷叶12g，薏苡仁9g，麦门冬9g，橘红6g，水煎服。

　　花：1．治头风，鼻流清涕：枇杷花、辛夷花各等份，研末，酒冲服，每服6g，每日2服。2．治咳嗽气喘：枇杷花（蜜炒）9~15g，水煎服。

　　果实：治肺热咳嗽：鲜枇杷肉60g，冰糖30g，水煎服。

　　【药膳】鲜果实洗净，直接食用；或制成干果食用。

　　【园艺价值】可做行道树栽种，枝叶茂盛。4~6月观黄色果实，11~12月观白色花。

　　【主要化学成分】叶含苦杏仁苷，酒石酸，枸橼酸，苹果酸，齐墩果酸，维生素和矿物质等。果实含隐黄质，β-胡萝卜素，蔗糖，苹果酸，淀粉酶，苦杏仁苷及转化酶等。

【现代研究】药理研究显示，枇杷叶有平喘镇咳和降低血糖作用。临床上叶用于治疗急、慢性支气管炎，夏令痱疹、热疖和颜面粉刺面疱等。花用于治疗多种呼吸道疾病所致的咳嗽、气喘，感冒鼻塞、流清涕等。

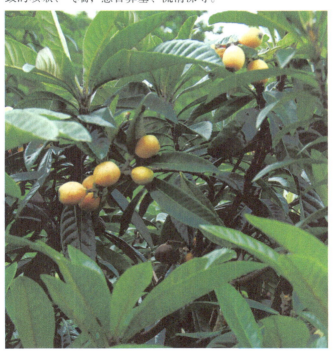

109 红 子

【别名】火棘，赤阳子，救军粮。

【医籍记载】《滇南本草》："（果实）治胸中痞块，食积，消虫，明目，泻肝经之火，止妇女崩漏。"《分类草药性》："（根）专治虚劳骨蒸潮热。"

【来源】蔷薇科植物赤阳子*Pyracantha fortuneana* (Maxim.) Li。

【形态特征】常绿小灌木，高1～3m。枝上多棘刺。单叶互生或簇生于短枝，叶柄短，叶片椭圆形或倒卵圆形，先端圆或钝，或有小突尖，基部渐狭。复伞房花序生于短枝顶端，花萼5片，短三角形；花瓣白色；雄蕊20枚；心皮5片。

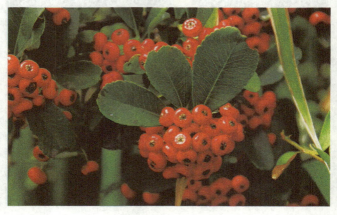

梨果近球形，橘红色或深红色；内有小坚果5枚。花期3~5月，果期8~11月。

【**生境及分布**】生于海拔500~2800m的山坡、丘陵阳坡灌木丛、草地或河沟路旁等，也有人工栽种。分布于我国大部分地区。

【**药用部位及采收**】药用果实、叶、根。果实：秋季果实成熟时采收，晒干备用。叶：全年可采，鲜用或晒干备用。根：9~10月采挖，洗净，切段，晒干备用。

【**性能功效**】果实：味酸、涩，性平。敛汗，解毒化瘀。叶：味苦、涩，性凉。清热解毒，止血。根：味酸，性凉。清热凉血，化瘀止痛。

【**常用配方**】果实：1．治水泻：红子果实12~30g，水煎服。2．治赤白带下：红子果实15~30g，水煎服。

叶：1.治暴发性红眼：红子叶、三颗针各15g，水煎洗。

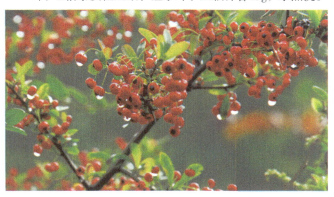

2.治疗疔疮：鲜红子叶、鲜野烟叶、鲜金樱子叶、鲜刺三加叶各等量，捣烂外敷患处。

　　根：1.治盗汗：红子根20g，水煎服。2.治痔疮出血：红子根、龙芽草各20g，水煎服。3.治劳伤腰痛：红子根、铁筷子、见血飞各20g，水煎服。

【药膳】鲜果实清洁后直接生吃，或干燥后磨粉做粑粑食用。多食易致便秘，慎用。

【园艺价值】作为桩景、绿篱栽种，观果类。4~5月观白色花，10月至次年2月观红色果实。

【主要化学成分】果实含多种维生素，氨基酸，芸香苷，芒花苷，槲皮素等；叶含芸香苷，芒花苷，异槲皮素和槲皮素等。

【现代研究】药理研究显示，红子果实有抗氧化，增强细胞免疫功能，增强体力，降低甘油三酯含量等作用。临床上果实用于治疗劳伤腰痛，肠出血，结膜炎，带下，

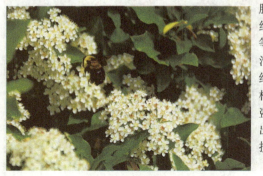

肠炎腹泻和细菌性痢疾等。叶用于治疗疔疮，结合膜炎。根用于治疗盗汗，痔疮出血和跌打损伤等。

· 330 ·

110 金樱子

【别名】金樱根，金樱果，金樱。

【医籍记载】《名医别录》："（果实）止遗泄"。
《分类草药性》："（根）治月经不调，遗精。"

【来源】蔷薇科植物金樱子 *Rosa laevigata* Michx.。

【形态特征】常绿攀援灌木，长达2~5m。茎具倒钩刺及
刺毛。单数羽状复叶互生，小叶 3~5 片，有叶柄；小叶片椭
圆状卵形，革质，先端渐尖，基部宽楔形。花单生于侧枝顶
端，花梗粗壮，与萼筒均密被刺毛；花冠白色；花瓣5瓣；雄
蕊多数。果实成熟时黄红色，倒卵形，外被刺毛。

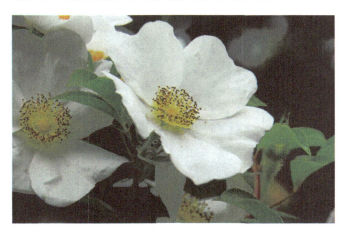

【生境及分布】生于向阳山坡、灌丛或草坡。喜温暖干燥气候，在疏松肥沃、排水良好的砂质壤土中生长良好。分布于我国南方各地。

【药用部位及采收】药用果实、根。果实：10~11月间果实红熟时采摘，晾晒后放入木桶中搅拌，擦去毛刺，再晒至全干备用。根：全年采收，挖取根部，除去幼根，洗净，趁鲜切成厚片或段，晒干备用。

【性能功效】果实：味酸、涩，性平。收敛固精，涩肠止泻。根：味酸、涩，性平。收敛固精，止血敛疮，止痛，杀虫。

【单方验方】果实：1. 治久虚泄泻下痢：金樱子（去外刺、内瓤）30g，党参9g，水煎服。2. 治腰酸遗精：金樱

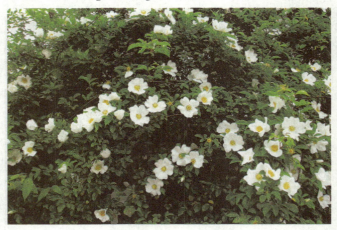

子、臭牡丹根各30g，水煎服。3．治肾虚带下：金樱子、三白草、椿树皮各20g，水煎服。4．治腹泻、痢疾：金樱子、委陵菜各30g，水煎服。

根：1．治小儿遗尿：金樱子根15~30g，鸡蛋1个，同煮，去渣，连蛋带汤服。2．治白带腰痛：金樱子根、旱莲草各15g，鸡血藤30g，党参9g，水煎服。

【药膳】鲜成熟果实洗净，去皮刺后直接食用果肉；干品炖汤或蒸熟食用，或浸酒饮服。

【园艺价值】做地被栽种，观花、果类。4~6月观白色花，8~11月观橘红色或黄色果。

【主要化学成分】根含单宁。果实含柠檬酸、苹果酸、水解型鞣质、树脂和抗坏血酸等；果皮含金樱子鞣质、仙鹤

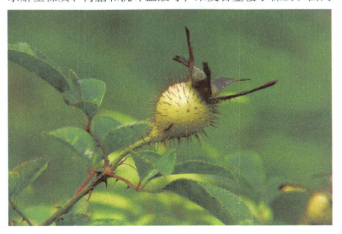

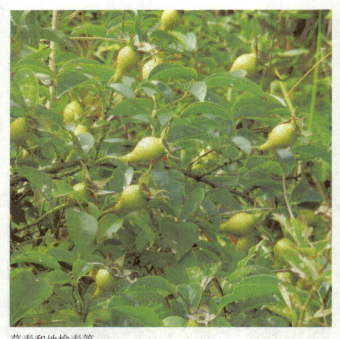

草素和地榆素等。

　　【现代研究】药理研究显示，果实有促进胃液分泌，助消化，收缩肠黏膜，抑制流感病毒及金黄色葡萄球菌、痢疾杆菌等作用。临床上果实用于治疗慢性腹泻，遗精，带下，子宫脱垂，烫伤，老年遗尿和阳痿等。根用于治疗遗尿，带下病，消化不良和肠炎腹泻等。

111　折耳根

【别名】蕺菜，鱼腥草。

【医籍记载】《滇南本草》："治肺痈咳嗽带脓血，痰有腥臭，大肠热毒，疗痔疮。"

【来源】三白草科植物蕺菜*Houttuynia cordata* Thunb.。

【形态特征】多年生草本。高15～50cm，有特殊腥味。地下茎多节，色白，节上生须根。地上茎直立，紫红色。单叶互生，叶柄基部与托叶连生，叶片心形或阔卵形。穗状花序生于茎上部的叶腋，白色，总苞片4片，花瓣状，倒卵形。

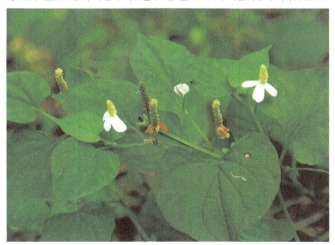

蒴果顶部开裂。

【生境及分布】生于路旁、土坎、沟边或田野。喜温暖潮湿环境，耐寒，怕强光，以土层肥沃的砂质壤土及腐殖质壤土栽培为宜。分布于我国长江流域以南各地。

【药用部位及采收】药用带根全草。栽种当年或第二年夏秋季采收带根全草，洗净晒干备用，或随采鲜用。

【性能功效】味辛，性凉。清热解毒，止咳，除湿利水。

【单方验方】1. 治肺热咳嗽、胸痛：折耳根30g，桔梗12g，石膏9g，甘草6g，水煎服。2. 治咳嗽、痰多：折耳根、虎杖、大毛香各10g，水煎服。3. 治妇女阴痒、带下：折耳根90g，苦参20g，水煎熏洗。4. 治泄泻、热痢：鲜折耳根50～150g，水煎服，每日1剂；或鲜叶20～40g，嚼烂服，疗效更佳。

【药膳】嫩茎叶洗净，开水余后凉拌，或炒、烫入火锅

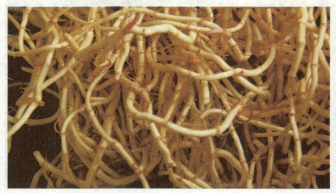

中食用；根茎洗净，开水余后凉拌，或炒熟食用。

【园艺价值】作为地被、盆栽栽种，观叶和花。

【主要化学成分】全草含鱼腥草素，挥发油，金丝桃苷，芸香苷，绿原酸，槲皮苷，β-谷甾醇，硬脂酸，油酸和亚油酸等。

【现代研究】药理研究显示，全草有抗菌，抗病毒，增强白细胞吞噬功能，提高机体免疫力，利尿，镇痛，镇咳，止血和抗炎等作用。临床上用于治疗小儿支气管肺炎，慢性气管炎，急性传染性黄疸型肝炎，慢性鼻窦炎，皮肤痈疽溃疡，肺结核和支气管扩张、咯血等。

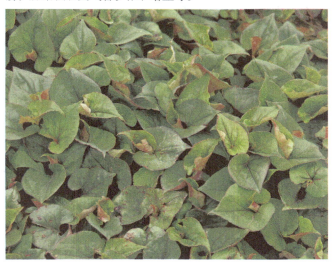

112 芹 菜

【别名】旱芹。

【医籍记载】《新修本草》："捣汁，洗马毒疮。又涂蛇蝎毒及痈肿。"

【来源】伞形科植物旱芹*Apium graveolens* L.。

【形态特征】一年生或多年生草本，高15～150cm。有

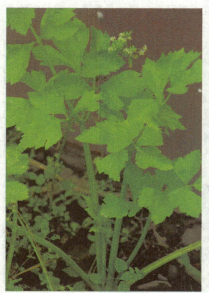

强烈香气。根细圆锥形，土黄色。茎直立光滑，下部分支，斜向上开展。根生叶有柄；叶片长圆形至倒卵形，通常3片；上部茎生叶片轮廓为阔三角形，常裂为3片小叶，小叶倒卵形。复伞形花序顶生或与叶对生；小伞形花序有花7～29朵；花瓣白色或黄绿色。分生果圆形或长椭圆形，果棱尖锐。花期4～7月。

【生境及分布】我国各地普遍栽种。

【药用部位及采收】药用带根全草。春夏季采收，洗净，鲜用为主。

【性能功效】味辛、甘，性凉。清热解毒，祛风，平肝，利水，止血。

【单方验方】1．防治高血压病：鲜芹菜适量，捣烂取汁，每次50～100ml，每日1～2次饮服。2．治尿血：鲜芹菜30g，鲜山韭菜20g，捣烂取汁内服。3．治疝气痛：芹菜30g，小茴香根20g，水煎服。4．治妇女崩漏下血：鲜芹菜30g，茜草6g，六月雪12g，水煎服。

【药膳】嫩茎叶洗净，开水氽后凉拌，或炒食、做汤食用。

【主要化学成分】全珠含芹菜苷，佛手苷内酯，挥发油，有机酸，胡萝卜素，维生素和糖类等。

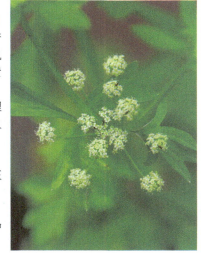

【现代研究】药理研究显示，芹菜有降血压，镇静，收缩子宫，抗菌和利尿等作用。临床上用于治疗高血压病，急性膀胱炎尿急、尿血，妇女月经不调、崩漏出血和皮肤痈疮肿痛等。

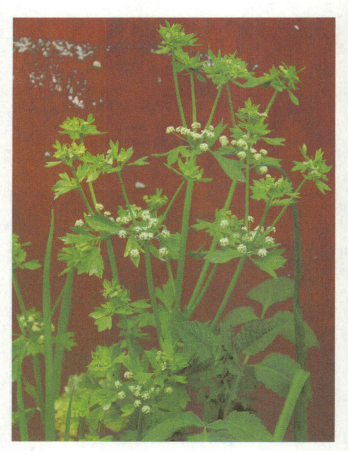

113 川 芎

【别名】芎䓖，蘼芜，川芎叶。

【医籍记载】《本经》："（根茎）主中风入脑，头痛，寒痹，筋挛缓急，金疮，妇人血闭无子。……（叶）主咳逆，定惊气，辟邪恶，除蛊毒……"

【来源】伞形科植物川芎*Ligusticum chuanxiong* Hort.。

【形态特征】多年生草本。地下茎呈不整齐的结节状拳形团块。茎直立，圆柱形，中空。叶互生，2～3回单数羽状复叶，小叶3～5对，边缘羽状全裂或深裂，裂片先端渐尖，两面无毛；叶柄基部成鞘抱茎。复伞形花序生于分支顶端；花小，白色；萼片5片；花瓣5瓣，椭圆形，先端全缘；雄蕊5枚，与花瓣互生，花药椭圆形，2室，伸出于花瓣外；

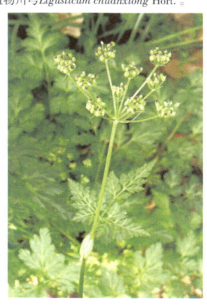

子房下位，2室，花柱2枚。双悬果卵形。

【**生境及分布**】我国南方各地普遍栽种，尤以四川产最为著名。喜温暖气候、雨量丰沛、日照充足的环境。适宜在土层深厚、疏松肥沃、排水良好、中性或微酸性的砂质壤土栽培。

【**药用部位及采收**】药用根茎，叶。根茎：栽后第二年的5~6月，挖出根茎，抖净泥土，除去茎叶，烘干备用。叶：春夏季采收嫩茎叶，鲜用或晒干备用。

【**性能功效**】根茎：味辛，性温。行气开郁，祛风燥湿，活血止痛。叶：味辛，性温。疏风，平肝。

【**单方验方**】根茎：1. 治偏头痛，头风：川芎、甘菊、石膏各9g，研末，每服3g，清茶调下，每日3次。2. 治月经不调、痛经：川芎、当归12g，益母草15g，地黄9g，芍药9g，水煎服。3. 治头晕欲倒、偏正头痛：川芎60g，天麻

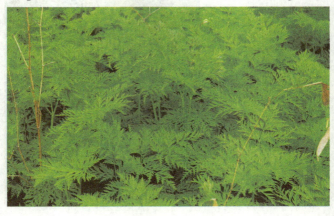

15g，研末，炼蜜为丸，每丸5g，饭后服1丸。4．治头痛久不愈：川芎9g，板蓝根15g，天麻9g，蔓荆子13g，木贼9g，黑大豆30g（炒半熟），共研细末，每服9g，开水冲服。

叶：治感冒头痛：川芎叶12g，紫苏叶12g，生姜2片，水煎服。

【药膳】鲜嫩苗叶洗净，开水氽后凉拌，或炒后食用。

【主要化学成分】根茎含多种内酯类，酚酸类和挥发油类成分等。

【现代研究】药理研究显示，川芎有降低血小板表面活性，预防血栓形成，扩张外周血管、冠状动脉，对抗急性心肌缺血，降血压，中枢抑制，增强免疫功能，保护血管内皮细胞和减轻脑水肿等作用。临床上用于治疗心绞痛，缺血性中风，失代偿期慢性肺心病，慢性乳腺病，功能性子宫出血，血管神经性头痛以及早中期糖尿病性周围神经病变。

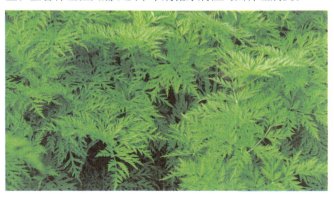

114　胡萝卜

【别名】黄萝卜，红芦菔，金笋。

【医籍记载】《本草纲目》：（根）"下气补中，利胸膈肠胃，安五脏，令人健食。"

【来源】伞形科植物胡萝卜*Daucus carota* L.var. *sativa* Hoffm.。

【形态特征】一年生或二年生草本，多少被刺毛。根粗壮，肉质，红色或黄色。茎直立，高60～90cm，多分支。叶具长柄，为二至三回羽状复叶，裂片狭披针形或近线形；叶柄基部扩大。复伞形花序，生于长枝顶端，花小，白色或淡黄色；总苞片叶状，细深裂；小伞形花序多数。

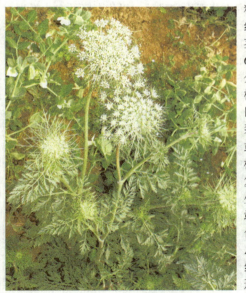

果矩圆形，沿脊棱上有刺。花期4月。

【生境及分布】我国各地均有栽种。喜凉冷、阳光充足环境。适宜中性土壤种植。

【药用部位及采收】药用嫩茎叶或根。嫩茎叶：冬季或春季采收，连根挖出，取带根头部的叶，洗净，鲜用或晒干备用。根：采挖根部，除去茎叶、须根，洗净，鲜用。

【性能功效】嫩茎叶：味辛、甘，性平。理气止痛，利水。根：味甘、辛，性平。健脾化滞，养肝明目。

【单方验方】根：1. 治肝虚目暗、夜盲：胡萝卜适量，切薄片，加猪肝煮食。2. 治便秘：鲜胡萝卜500g，洗净捣烂取汁，加入蜂蜜适量调服，每日2次。3. 治食积不消：鲜胡萝卜、鲜白萝卜各30g，捣汁饮服。4. 治臁疮：胡萝卜适量，水煮熟，趁热捣烂，外敷患处。

嫩茎叶：1. 治风疹、麻疹不透，发热：胡萝卜茎叶、芫荽、荸荠各30g，水煎取汁饮服。2. 治产后腹痛：胡萝卜缨子适量，煮熟，日服2次。

【药膳】鲜根洗净，炒熟、炖肉，或做泡菜食用；鲜嫩茎叶洗净，炒或煮熟食用。

【主要化学成分】根含胡萝卜素，维生素B_1、B_2，叶酸，纤维素，氨基酸，甘露醇，糖类和无机元素硼、钙、铁、铜、磷、氟和锰等。

【现代研究】药理研究显示，胡萝卜有降血糖等作用。临床上根用于治疗老年眼花，维生素A缺乏症，干眼病，角膜软化，麻疹，风疹和消化不良便秘等。叶用于治疗皮肤疹痒，腹痛等。

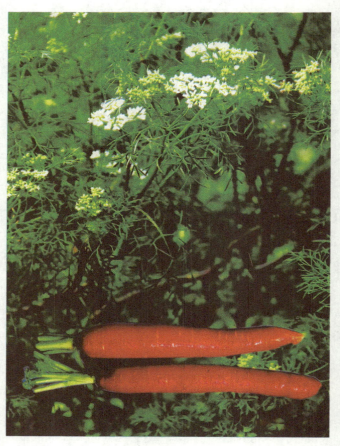

115　茴　香

【别名】小茴香，蘹香，茴香菜。

【医籍记载】《日华子本草》："治干、湿脚气并肾劳
颓疝气，开胃下食，治膀胱痛，阴疼。"

【来源】伞形科植物茴香*Foeniculum vnlgare* Mill.。

【形态特征】多年生草本，有强烈香气。茎直立，圆柱
形，高0.5～1.5m，上
部分支，灰绿色。茎
生叶互生；叶片三至
四回羽状分裂，最终
裂片线形至丝形。复
伞形花序顶生，小伞
形花序有花5～30朵；
花小，无花萼；花瓣
5瓣，金黄色；雄蕊5
枚，花药卵形，2室；
雌蕊1枚，子房下位，
2室。双悬果卵状长圆
形，外表黄绿色。花期
6～9月，果期10月。

【生境及分布】
我国各地均有栽种。
喜湿润凉爽气候，耐

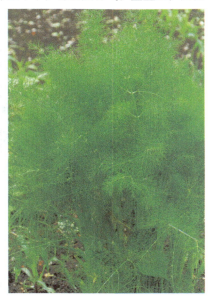

盐，适应性强，以地势平坦、肥沃疏松、排水良好的砂质壤土或轻碱性黑土栽培为宜。

【**药用部位及采收**】药用果实，茎叶。果实：8~19月间果实呈黄绿色，选晴天割取地上部分，脱粒，扬净，或采摘果实，晒干备用。茎叶：春夏季割取地上部分，晒干备用或鲜用。

【**性能功效**】味辛，性温。温肾暖肝，行气和胃，止痛。

【**单方验方**】果实：1. 治疝气疼痛：茴香、川楝子各10g，水煎服。或茴香嫩茎叶适量，绞汁，加热酒调匀，饮服。2. 治胆绞痛：茴香20g，水煎，取汁吞白蛇胆粉2~3g。3. 治胃寒腹痛：茴香、葱白各20g，酒水各半煎服。

茎叶：1. 治关节冷痛：鲜茴香茎叶适量，捣烂加酒外包

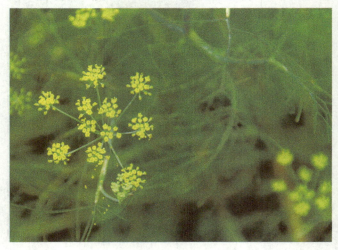

痛处。2．治小儿麻疹发热：茴香鲜全草6~9g，水煎服，或用鲜全草适量揉搓全身皮肤。

【药膳】鲜嫩茎叶洗净，炒熟食用，或做炒菜调料。种子干燥，做食品调料。

【主要化学成分】果实含挥发油，脂肪油，豆甾醇，伞形花内酯，谷甾醇，花椒毒素，α-香树脂醇，欧前胡内酯，香柑内酯和维生素A样物质等。

【现代研究】药理研究显示，果实有利胆，抗溃疡，松弛气管平滑肌，抗肿瘤，杀灭真菌胞子、鸟型结核杆菌、金黄色葡萄球菌等和中枢神经箭毒样作用。临床上用于治疗疝气肿痛，小儿腹痛，十二指肠溃疡，风湿关节疼痛，痛经等。

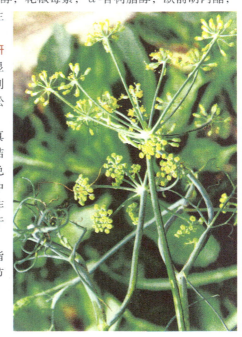

116 水 芹

【别名】水芹菜。

【医籍记载】《本经》："主女子赤沃，止血养精，保血脉，益气，令人肥健嗜食。"

【来源】伞形科植物水芹 *Oenanthe javanica* (Bl.) DC.。

【形态特征】多年生草本，高15～80cm。茎基部匍匐，节上生须根，上部直立，中空，圆柱形，具纵棱。基生叶丛生；有叶柄，基部呈鞘状；叶片一至二回羽状分裂，裂片卵

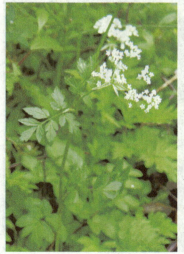

形或菱状披针形。白色复伞形花序顶生，通常与顶生叶相对；花瓣5瓣，倒卵形；雄蕊5枚；子房下位，5室。双悬果椭圆形或近圆锥形，果棱显著隆起。花期4~5月。

【生境及分布】生于山坡、林下、溪边、沟边等水旁湿地中。分布于我国各地，部分地区有栽种。

【药用部位及采收】药用全草。9~10月间采地上部分，洗净，切段，晒干备用或鲜用。

【**性能功效**】味苦，性凉。清热平肝，凉血解毒。

【**单方验方**】1．治肝阳上亢头痛：水芹30g，水煎服。2．治大便下血：水芹、地榆根各20g，水煎服。3．治乳痈肿痛：鲜水芹适量，加盐少许，捣烂外敷。4．治疗疮：鲜水芹、地丁草各适量，捣烂取汁，外敷痛处。

【**药膳**】用作蔬菜。鲜嫩茎叶洗净，开水氽后凉拌，炒食或入火锅烫后食用。

【**园艺价值**】做地栽、盆栽观赏。观叶类。

【**主要化学成分**】全草含挥发油，其中有 α-蒎烯，β-蒎烯，月桂烯，卞醇，水芹素，欧芹酸以及多种游离氨基酸等。

【**现代研究**】药理研究显示有保肝，抗心律失常，降血脂，抗过敏等作用。临床上用于治疗高血压头痛、眩晕，痈疽，腮腺炎，痢疾，消化不良，带下和泌尿道感染等。

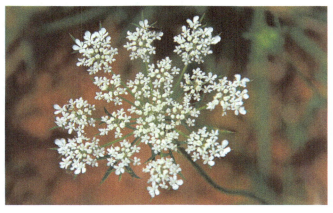

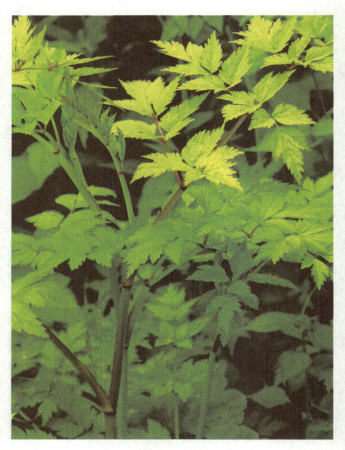

117 前 胡

【别名】白花前胡，紫花前胡，姨妈菜。

【医籍记载】《名医别录》：（白花前胡）"主疗痰满，胸胁中痞，心腹结气，风头痛，去痰实，下气。治伤寒寒热，推陈致新，明目益精。"《本草纲目》：（紫花前胡）"清肺热，化痰热，散风邪。"

【来源】伞形科植物白花前胡*Peucedanum praeruptorum* Dunn，紫花前胡*Peucedanum decursivum* (Miq.) Maxim.。

【形态特征】白花前胡：多年生草本，高30～120cm。根圆锥形。茎直立，单一，上部分支。基生叶和下部叶纸质，圆形至宽卵形，二至三回羽状分裂，基部有鞘；顶端叶片生在膨大的叶梢上。复伞形花序顶生或腋生，花萼5片；花瓣白色；花柱2枚，极短。双悬果椭圆形或卵圆形。

紫花前胡：多年生草本，高1～2m。根圆锥形，表面黄褐色至棕褐色。茎直立，圆柱形，光滑，紫色。根生叶和茎生叶有长柄，基

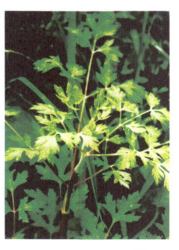

部膨大成圆形的紫色叶鞘；叶片三角形至卵圆形，坚纸质；先端锐尖，边缘有白色软骨质锯齿，主脉常带紫色。复伞形花序顶生和侧生；总苞片卵圆形，紫色；花深紫色，花瓣倒卵形或椭圆状披针形；花药暗紫色。果实长圆形至卵状圆形。花期8~9月，果期9~11月。

【生境及分布】喜冷凉湿润气候，耐寒，耐旱，适应性强，以土层深厚肥沃的腐殖质壤土栽培为宜。白花前胡生于山坡林缘、路旁或半阴性的山坡草丛中。我国南方各地均有分布。紫花前胡生于山坡林缘或杂木林灌丛中。分布于我国东北、华北、华中、华南、西南等地。

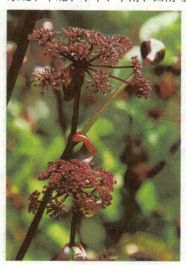

【药用部位及采收】药用根。栽后2~3年的秋季、冬季挖取根部，除去杂质及泥土，晒干备用。

【性能功效】味苦、辛，性凉。降气祛痰，止咳，解表。

【单方验方】1. 治风热咳嗽：前胡、折耳根各30g，水煎服。2. 治风寒感冒：前胡、南布正、土柴胡各10g，水煎服。3. 治妇女血虚消瘦：前胡（紫花前胡）、白毛芹各30g，蒸鸡吃。4. 治体虚头晕：前胡、红姨妈菜各30g，水煎冲蛋花吃。

【药膳】鲜嫩茎叶洗净，开水汆后凉拌，炒熟、入火锅烫食或做汤食用。

【园艺价值】做地栽、盆栽观赏。观叶类。

【主要化学成分】白花前胡根含外消旋白花前胡素A、B，右旋白花前胡素C、D、E，右旋白花前胡素，北美芹素，白花前胡香豆精及前胡香豆精A、补骨脂素和左旋-白花前胡醇等。紫花前胡根含紫花前胡素，紫花前胡甙元，香柑内酯，紫花前胡甙和紫花前胡总甙等。

【现代研究】药理研究显示，白花前胡有增强呼吸道分泌，祛痰，降低颈动脉压，减少冠脉阻力和心肌耗氧量等作用；紫花前胡有增强呼吸道分泌，祛痰，降低颈动脉压，减少冠状动脉阻力和心肌耗氧量等作用。临床上用于治疗支气管哮喘，细菌性痢疾和小儿咳喘等。

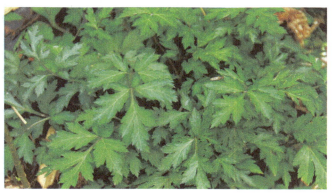

118 楮实子

【别名】楮，构叶。

【医籍记载】《日华子本草》："壮筋骨，助阳气，补虚劳，助腰膝，益颜色。"

【来源】桑科植物构树*Broussonetia papyrifera* (L.) Vent.。

【形态特征】落叶乔木，高达10m。茎、叶具有乳汁；叶互生；叶片卵形，长8~18cm，宽6~12cm，不分裂或3~5深裂，先端尖，基部圆形或心脏形，边缘锯齿状，上面暗绿色，下面灰绿色，密生柔毛。花雌雄异株，雄花为葇荑花序，雄蕊4枚；雌花为球形头状花序，雌蕊散生于苞片间，子

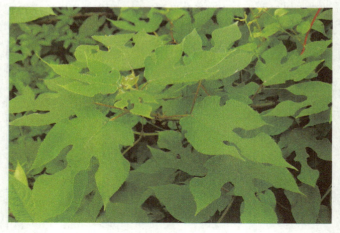

房头状，呈扁圆形。聚花果肉质球形，橙红色。花期5月，果期9月。

【**生境及分布**】野生或栽种。喜温暖湿润气候，适应性较强，耐干旱，耐湿热，以向阳、土层深厚、疏松肥沃的土壤栽培为宜。我国大部分地区有分布。

【**药用部位及采收**】药用果实、嫩叶。果实：9月果实变红时采摘，除去灰白色膜状宿萼及杂质，晒干备用。嫩叶：全年采收，鲜用或晒干备用。

【**性能功效**】果实：味甘，性寒。滋肾，清肝，明目。叶：味微苦，性寒。祛风止痒。

【**单方验方**】果实：1. 治精血亏虚致须发早白：楮实子、桑葚、女贞子各50g，泡酒服。2. 治老年视物昏花：楮

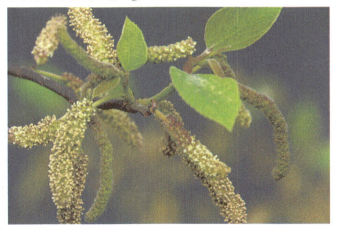

实子、枸杞子、菟丝子各20g，水煎服。3．治肾虚腰酸乏力：楮实子、杜仲、续断、熟地黄各20g，水煎服。

叶：治顽癣痒痛：鲜楮实子叶或树皮、土大黄各适量，醋浸泡，外搽患处。

【药膳】鲜果实洗净，直接生吃；干果蒸熟或做豆腐食用。

【园艺价值】作为园林绿化林木、果树栽种，观叶、观果类。

【主要化学成分】叶含皂苷，维生素B族及油脂。种子含油脂类成分及饱和脂肪酸、油酸、亚油酸等。

【现代研究】临床上楮实子用于治疗老年性白内障，肥大性腰椎炎，跟骨骨刺，慢性活动性肝炎及男性不育症等；构树皮割开后流出的白色浆液外用治疗臀部顽癣，颈部神经性皮炎及下肢湿疹等皮肤病。

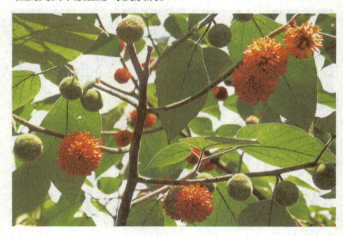

119　无花果

【别名】无花果叶。

【医籍记载】《医林纂要》："益肺，通乳。"

【来源】桑科植物无花果 *Ficus carica* L.。

【形态特征】

落叶灌木或乔木，高达12m。有乳汁，分支多。单叶掌状，3～5片，互生，叶柄长，叶片厚膜质，宽卵形或矩圆形，边缘波状或有粗齿，上面粗糙，下面生短毛。花序托单生于叶腋；果梨形，肉质，有短梗，成熟时紫黑色。花单性，雌雄异株，隐生于内；雄蕊1～5枚；雌花生另1枚花序托内，花被5片，柱头2枚。

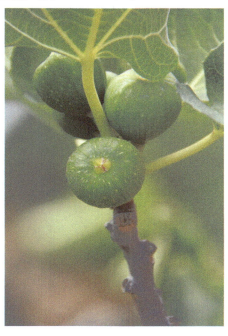

【生境及分布】喜温暖湿润气候，适应性较强，耐干旱，耐贫瘠，不耐寒，不耐涝，以向阳、土层深厚、疏松肥沃、排水良好的土壤栽培为宜。我国各地有少量栽种。

【药用部位及采收】药用果实、叶。果实：7~10月果实呈绿色时，分批采摘，鲜果开水烫后，晒干或烘干备用。叶：夏秋季采收，鲜用或晒干备用。

【性能功效】果实：味甘，性凉。健脾益胃，润肺止咳，解毒消肿。叶：味微辛，性平。清热解毒，祛湿消肿。

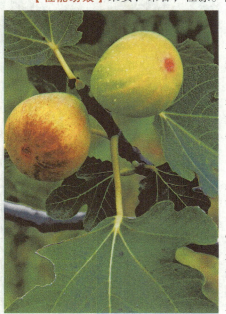

【单方验方】

果实：治风热咽痛干痒：无花果、麦冬、甘草、桔梗各10g，水煎慢咽。

叶：1. 治小儿消化不良腹泻：无花果鲜叶15~18g（或干品9g），煎水加红糖适量服。2. 治肺热咳嗽：无花果叶、腊梅花各10g，水煎服。3. 治脓疱

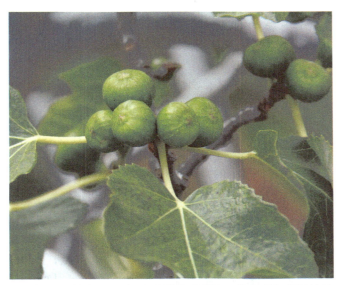

疮：鲜无花果叶50g，加水适量煎取稠汁，棉签蘸取药汁涂抹患处。

【药膳】鲜果实洗净，直接食用，或干果做蜜饯食用。

【园艺价值】作为园林绿化林木、果树栽种，观叶、果类。

【主要化学成分】果实含有机酸类，有枸橼酸、延胡索酸、琥珀酸、奎宁酸等，还含有B族维生素。

【现代研究】药理研究显示，果实有抗肿瘤，镇痛，增强细胞免疫等作用。临床上用于治疗湿疹，小儿腹泻，咽喉肿痛，痔疮和产后乳汁不下等。

120 桑

【别名】桑枝，桑叶，桑葚，桑白皮。

【医籍记载】《本草图经》：（嫩枝）"疗遍体风痒干燥，脚气风气，四肢拘挛，上气，眼晕。"《滇南本草》：（果穗）"益肾脏而固精，久服黑发明目。"《本经》：（叶）"主除寒热，出汗。"《本经》：（根皮）"治伤中，五老六极羸瘦，崩中，脉绝，补虚益气。"

【来源】桑科植物桑 *Morus alba* L.。

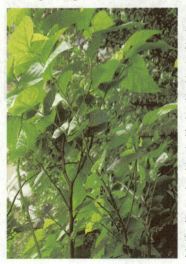

【形态特征】落叶乔木，高3～7m或更高，植物体含乳液。树皮黄褐色，枝细长疏生，嫩时稍有柔毛。叶互生，卵形或椭圆形，长5～20cm，宽5～11cm，先端锐尖，边缘有不整齐的粗锯齿或圆齿。花单性，雌雄异株；花黄绿色；雄花为葇荑花序，雌花为穗状花序；萼片4片，雄花有雄蕊4枚；雌花花柱2枚。聚合果腋生，肉质，椭圆形，深紫色或黑色。花期4～5月，果期

6～7月。

【生境及分布】喜温暖湿润气候，稍耐阴，耐旱，不耐涝，耐贫瘠，对土壤适应性较强。我国各地均有栽种，以江苏、浙江为多。

【药用部位及采收】药用嫩枝、叶片及果穗（药名为"桑葚"）、根皮（药名为"桑白皮"）。嫩枝：春末夏初采收，趁鲜时切成长短或斜片，晒干备用。叶：10～11月霜降后采收，除去细枝及杂质，晒干备用。果穗：5～6月果穗变红时采收，晒干或蒸后晒干备用。根皮：春季或冬季挖取根部，去除泥土及须根，趁鲜时刮去黄棕色粗皮，木槌敲击，分离皮部，晒干备用。

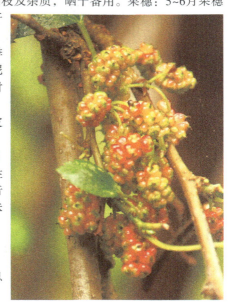

【性能功效】

嫩枝：味苦，性平。祛风通络，行水消肿。果穗：味甘，性寒。补肝，益肾，生津润肠。叶：味甘，性寒。补肝，益肾，息风，滋液。根皮：

味甘，性寒。泻肺平喘，利水消肿。

【单方验方】嫩枝：1. 治风湿肩臂痛：桑嫩枝30g，细切，炒香，水煎服。2. 治水肿脚气：桑嫩枝20g，炒香，水煎服。3. 治肝阳上亢，眩晕头痛：桑嫩枝、桑叶、茺蔚子各15g，加水1000ml，煎成600 ml，睡前洗脚30~40分钟。

果穗：1. 治须发早白：桑葚、女贞子、旱莲草、胡桃仁各20g，水煎服。2. 治潮热盗汗：鲜桑葚60g，地骨皮15g，冰糖15g，水煎服，每日1次。3. 治习惯性便秘：桑葚50g，肉苁蓉30g，水煎服。4. 治肝虚眩晕：桑葚、水杨梅、枸杞子各20g，水煎服。

叶：1. 治烧烫伤：经霜桑叶，烧存性，研为细末，香油调敷。2. 治咽喉红肿，牙痛：桑叶15g，水煎服。3. 治

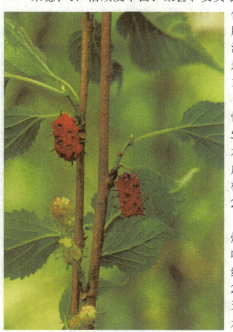

头目眩晕：桑叶、菊花、枸杞子各15g，决明子10g，水煎代茶饮。4．治摇头风（舌伸出，流清水，连续摇头）：桑叶10g。水煎服。

根皮：1．治小便不利，面目浮肿：桑白皮20g，冬瓜仁15g，葶苈子15g。水煎服。2．治消渴：桑白皮20g，枸杞子15g，水煎服。3．治蜈蚣咬伤：桑白皮捣烂敷，或煎洗患处。

【药膳】鲜果实洗净，直接生食，或做成蜜饯食用。嫩叶洗净，开水氽后凉拌，或炒、蒸熟食用。

【园艺价值】作为园林绿化林木、果树栽种，观叶、观果类。

【主要化学成分】桑枝含鞣质，游离的蔗糖、果糖、水苏糖、葡萄糖、麦芽糖、棉籽糖、阿拉伯糖、木糖；茎含黄酮类成分。桑葚含糖、鞣酸、苹果酸及维生素B_1、B_2、C和胡萝卜素等。桑叶含芸香苷，槲皮素，异槲皮苷，溶血素，绿原酸，挥发油，草酸，延胡索酸，酒石酸，柠檬酸，琥珀酸，棕榈酸，果糖，葡萄糖，维生素及铜，硼，锰等。桑白皮含伞形花内酯，东莨菪素和黄酮成分桑白皮素、桑素、桑色烯、环桑素、环桑色烯等；尚含鞣质，黏液素等。

【现代研究】药理研究显示，桑叶有抗糖尿病作用，体外有抗钩端螺旋体作用；桑白皮有利尿，降血压，镇静等作用。临床上叶用于治疗感冒头痛，目赤，口渴，肺热咳嗽，风湿热痹，风热瘾疹和下肢象皮肿等。嫩枝治疗风寒湿痹，四肢拘挛，脚气浮肿和高血压病等。果穗用于治疗消渴，便秘，目暗，耳鸣，瘰疬，关节不利等。根皮用于治疗咳喘，吐血，水肿，脚气病，小便不利，糖尿病等。

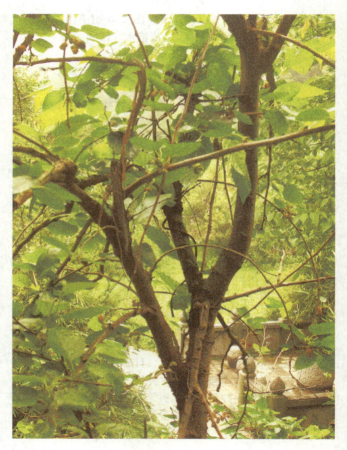

121 太子参

【别名】孩儿参，童参。

【医籍记载】《饮片新参》："补肺脾元气，止汗生津，定虚悸。"

【来源】石竹科植物孩儿参*Pseudostellaria heterophylla* (Miq.) Pax et Pax et Hoffm.。

【形态特征】多年生草本，高15~20cm。块根单生，纺

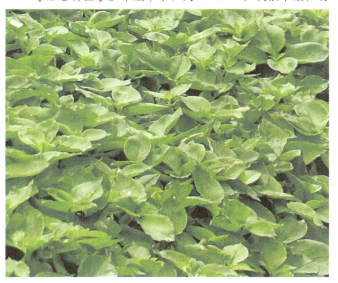

锤形。茎单一，直立，近基部分支。近基部的叶倒披针形，中部以上的叶卵状矩圆形，基部疏生睫毛。花二型；普通花在枝端或枝丫间单生；花梗细毛；萼片5片，披针形，外面有柔毛，花瓣5瓣，长为萼片的2倍，雄蕊10枚，花药紫色；子房卵形，花柱2～3枚。闭锁花小，生于近基部叶腋；萼片4片，无花瓣，雄蕊4～5枚；有2裂柱头。蒴果；种子肾形，稍扁。

【生境及分布】生于山坡林下、岩石缝中。喜温暖湿润气候，抗寒力较强，怕高温，忌强光，怕涝；选阴湿山地、土层深厚、疏松肥沃、富含腐殖质的砂质土壤栽培为宜。分布于我国东北、华北和西南地区。栽种为主。

【药用部位及采收】药用块根。6～7月间茎叶大部分枯萎时收获。挖出根部，洗净，放100℃开水锅中烫1～3分钟，捞起，摊晒至干透备用。

【性能功效】味甘、微苦，性平。益气健脾，生津润肺。

【单方验方】1.治肺虚咳嗽：太子参15g，麦冬12g，甘草6g，水煎服。2.治病后虚弱口干：太子参、生地、白芍、生玉竹各9g，水煎服。3.治失眠：太子参15g，当归、酸枣仁、远志、炙甘草各9g，水煎服。4.治小儿虚汗：太子参9g，浮小麦15g，大枣10枚，水煎服。

【药膳】取干品，清水洗净，炖肉或炖鸡食用，或配入火锅底料。

【主要化学成分】块根含棕榈酸，亚油酸，甘油-1-单亚油酸酯，甘油酸，β-谷甾醇；还含皂苷，果糖，麦芽糖，淀粉，氨基酸，微量元素锰等。水溶部分分离得太子参环肽A、

B。挥发油中分离得糖醇。

【现代研究】药理研究显示太子参对机体具有"适应原"样作用,增强机体对各种有害刺激的能力,并能增强人体内的物质代谢。临床上用于治疗神经衰弱,急、慢性肝炎,体虚汗出,劳力损伤,病后气血亏虚等。

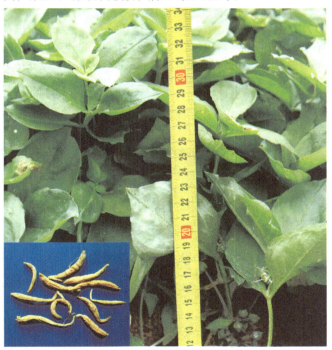

122　小鹅儿肠

【别名】繁缕，鹅肠菜。

【医籍记载】《名医别录》："主积年恶疮不愈。"

【来源】石竹科植物繁缕Stellaria media (L.) Cry.。

【形态特征】缠绕藤本。茎细，长2m左右。叶对生；有柄；叶片卵形，长4~5cm，宽2~4cm，先端渐尖，基部圆形，全缘，上面散生稀疏短柔毛，边缘较密。聚伞花序腋生；萼小，有腺体，5深裂；花冠管状，绿色，有紫斑。果椭圆形。

【生境及分布】生于河边阴湿处或岩缝中。我国各地均有分布。

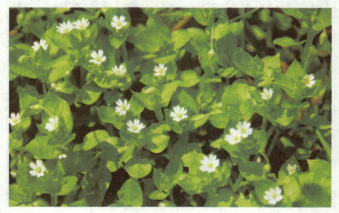

【药用部位及采收】药用全草。春、夏、秋季花开时采集，去净泥土，晒干备用。

【性能功效】味酸、甘，性平。清热解毒，凉血消肿，活血止痛。

【单方验方】1. 治无名肿毒：鲜小鹅儿肠、鱼鳅串各适量，捣烂外包患处。2. 治骨折疼痛：小鹅儿肠、紫草、见血飞各等量，捣烂外包患处。3. 治小儿高热：小鹅儿肠、小龙胆草各5～10g，水煎服。4. 治小便不利：小鹅儿肠、小通草各10g，水煎服。

【药膳】鲜嫩茎叶洗净，开水余后凉拌，炒，或入火锅烫后食用；亦可腌制后食用。

【园艺价值】做地栽、地被种植，观花类。5~6月观白色花。

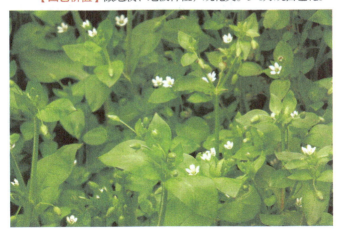

【主要化学成分】全草含羧酸，香豆素，羟基香豆素，苷类，黄酮，甾体，三萜苷及皂苷等。

【现代研究】临床上小鹅儿肠用于治疗无名肿毒，跌打损伤骨折，小儿感冒高热和暑热外感、小便涩痛等。

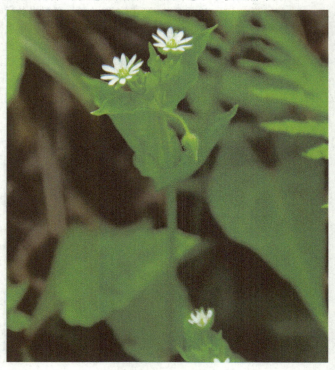

123 白 芥

【别名】芥子，白芥子。

【医籍记载】《名医别录》："发汗，主胸膈痰冷上气，面目黄赤。"

【来源】十字花科植物白芥 *Sinapis alba* L.，芥 *Sinapis juncea* L.。

【形态特征】白芥：一年或二年生草本。茎直立，高达1m，全体被稀疏粗毛。叶互生；茎基部的叶片宽大，倒卵形，羽状裂或全裂，裂片5~7片；茎生叶片较小，裂片少。总状花序顶生，花萼4片，绿色；花冠黄色；雄蕊6枚，4强；子房长柱形，密被白毛。长角果圆柱形。种子近球形，淡黄色。花期4~6月，果期5~7月。

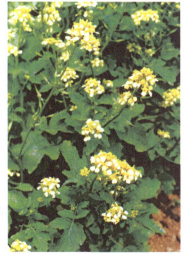

芥：一年生草本，高50～150cm。茎有分支。基生叶柄有小裂片，下部叶裂片小，上部叶窄披针形至条形。总状花序，花淡黄色，花瓣4瓣，鲜黄色；雄蕊6枚，4强；柱头头状。长角果条形。花期4～5月，果期5～6月。

【生境及分布】生于田边、路旁或土坎。喜温暖湿润气候，较耐干旱，喜阳光，以土层湿润肥沃的砂质壤土栽培为宜。我国各地普遍栽种。

【药用部位及采收】药用成熟种子、嫩茎叶。成熟种子：春播于7~8月采收，秋播于次年5月采收。割取全株，选晴天晒干，脱出籽粒，筛除杂质备用。嫩茎叶：春秋季采摘，鲜用或晒干备用。

【性能功效】味辛，性温。温肺豁痰利气，散寒通络止痛。

【单方验方】1．治寒痰咳嗽、胸闷、痰多：白芥子12g，苏子、莱菔子各10g，水煎服。2．治悬饮咳喘、胸满胁痛：白芥子12g，甘遂、京大戟各3g，水煎服。3．治阴疽流注：白芥子12g，鹿角胶、肉桂、熟地、当归各10g，水煎服。4．治肢体麻木或关节肿痛：白芥子12g，马钱子、没药各3g，研细末，局部调敷。

【药膳】嫩茎叶作为蔬菜炒熟或开水氽后凉拌食用。

【主要化学成分】白芥种子含芥子油苷，脂肪油，芥子酶，芥子碱和赖氨酸、精氨酸、组氨酸等氨基酸；嫩茎叶含白芥子苷，芥子酶，芥子碱等。芥含黑芥子苷，葡萄糖芜菁芥素，葡萄糖芸薹素，新葡萄糖芸薹素，芥子酶，芥子碱，芥子碱等。

【现代研究】药理研究显示，白芥有抑制皮肤真菌，增加消化液分泌，引起呕吐；刺激皮肤黏膜引起充血灼痛，甚至发泡等作用。临床上用于治疗肺结核，哮喘，面神经麻痹，小儿急、慢性气管炎，胃脘痛和近视眼等。

124 莱菔

【别名】莱菔子，萝卜。

【医籍记载】《名医别录》：（根）"主利五脏，益气。"《本草纲目》：（种子）"下气定喘，治痰，消食，除胀，利大小便，止气痛，下痢后重，发疮疹。"

【来源】十字花科植物莱菔*Raphanus sativus* L.。

【形态特征】一年生或二年生直立草本，高可达1m。根肥厚、肉质。茎粗壮，具纵纹及沟，被白霜。根生叶丛生，成琴形羽状分裂，顶端裂片最大，先端钝，愈向下裂片愈小，茎上部叶渐小，叶片矩圆形。总状花序生于分支顶端，萼片4片，绿色；花瓣4瓣，白色。长角果圆柱形，肉质。种子卵圆形而微扁。

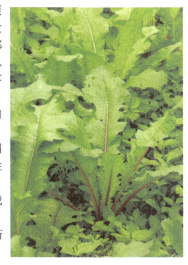

【生境及分布】我国各地均有栽培。适应性较强，以肥沃、疏松、排水良好的砂质壤土栽培为宜。

【药用部位及采收】药用根（药名为"萝卜"）、

叶或种子（药名为"莱菔子"）。根：秋冬季采挖，除去茎叶，洗净。种子：次年5~8月，角果充分成熟时采收晒干，打下种子，除去杂质，干燥备用。

【性能功效】种子：味辛、甘，性平。消积除胀，降气化痰。根：味辛、甘，性凉。消积行滞，下气解毒。

【单方验方】种子：1.治食积气滞腹痛：莱菔子、山楂、陈皮等，制成保和丸，内服。2.治食积泻痢、里急后重：莱菔子10g，黄连、木香各3g，水煎服。3.治痰壅咳喘：莱菔子、白芥子、紫苏子各6~10g，水煎服。

根：1.治食积饱胀：萝卜生吃数片，或50g水煎服。2.治水肿：萝卜、葵花秆芯、水灯芯草各50g，水煎服。3.治鼻血：萝卜、梧桐子、棕榈子各30g，水煎服。4.治头痛：萝卜捣烂取汁、加冰片少许滴鼻孔。

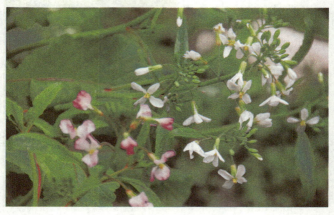

【药膳】地上茎叶、地下根均为常用蔬菜。嫩茎叶、根洗净，炒、炖、做汤，开水汆后凉拌食用；根也可做泡菜，或腌制成萝卜干食用。

【主要化学成分】根含葡萄糖，果糖，蔗糖及萝卜苷。鲜根还含微量甲硫醇，维生素，微量的钙和锰等。种子含大量脂肪油及少量挥发油，芥子碱，芥子碱硫酸氢盐，β-谷甾醇，酚类，生物碱，黄酮类及莱菔子素等。

【现代研究】药理研究显示，萝卜有抗菌、抗病毒、抑制胆结石形成等作用。种子有回肠节律性收缩，抑制葡萄球菌、肺炎双球菌、大肠杆菌、伤寒杆菌及痢疾杆菌，镇咳，祛痰，抗炎和降血压等作用。临床上用萝卜治疗便秘，肠梗阻，痢疾，矽肺，急、慢性支气管炎，肺结核咯血等。种子用于治疗高血压病，轻度肠粘连，不完全性肠梗阻，慢性支气管炎，慢性肾功能衰竭，甲状腺机能亢进，术后肠胀气，扁平疣，滴虫性阴道炎和百日咳等。

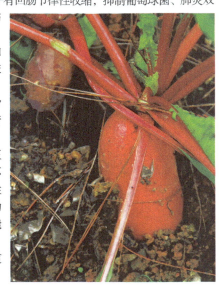

125 蔊 菜

【别名】野油菜。

【医籍记载】《本草纲目》："利胸膈，豁冷痰，心腹痛。"

【来源】十字花科植物无瓣蔊菜 *Rorippa montana* (Wall.) Small。

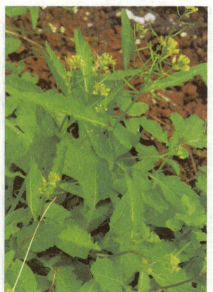

【形态特征】一年或二年生草本，高10~30cm。茎直立或铺散状。根生叶和茎下部叶有柄，叶质薄，基生叶具长柄，叶片常为大头状羽状分裂，边缘有不整齐锯齿。总状花序枝顶生，萼片4片；花瓣4瓣，黄色；雄蕊6枚，4长2短。长角果圆柱形，斜上开展。种子细小，多数。

【生境及分布】生于海拔500~3700m的田野、土坎、河边潮湿地、园圃及田野沟边。分布于陕西、甘肃、四川、贵州、江西、江苏、浙江、湖南和湖北等地。

【药用部位及采收】药用全草。5~7月采收全草，鲜用或晒干备用。

【性能功效】味甘、淡，性凉。化痰止咳，解毒止痒。

【单方验方】1. 治肺热咳嗽： 薄菜、五匹风各30g，水煎服。2. 治湿盛水泻： 薄菜、铁苋菜各30g，水煎服。3. 治漆疮皮肤破溃、瘙痒： 鲜薄菜、漆姑草各适量，捣烂取汁，外搽患部。4. 治风疹、湿疹皮肤瘙痒： 鲜薄菜适量，泡酒外搽。

【药膳】鲜嫩茎叶洗净，炒熟，或开水氽后凉拌食用。

【园艺价值】做地栽、盆栽观赏。观叶类。

【主要化学成分】全草含有机酸，黄酮化合物及微量生

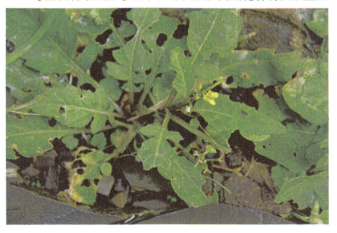

物碱等。

【现代研究】药理研究显示，蔊菜有止咳，祛痰，抑制肺炎双球菌和流感杆菌等作用。临床上用于治疗腹泻、痢疾，黄疸型肝炎，跌打肿痛，痰多咳嗽和漆疮等。

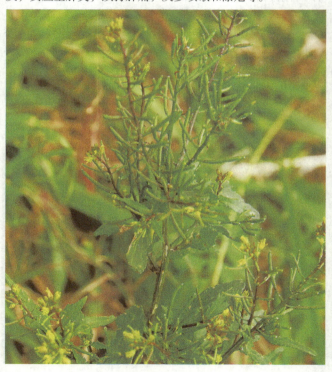

126　油　菜

【别名】芸薹，台菜，青菜。

【医籍记载】《本草拾遗》："破血，产妇煮食之。又捣叶敷赤游疹。

【来源及药用部位】十字花科植物油菜*Brassica campestris* L.。

【形态特征】一年或多年生草本，高1m左右。茎粗壮，无毛或稍被微毛。基生叶及下部茎生叶呈琴状分裂，先端裂片长卵圆形。茎中部及上部的叶倒卵状椭圆形或长方形，先端锐尖，基部心形，半抱茎。总状花序，萼片4片，绿色；花瓣4瓣，鲜黄色，排列成"十"字形，全缘；雄蕊6枚，4强；雌蕊1枚，子房上位。长角果。种子多数，黑色或暗红褐色。花期3～5月，果期4～6月。

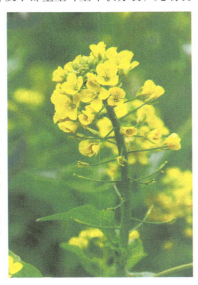

【生境及分布】我国长江流域以南各地及西北均有栽种。喜肥沃、湿润土壤。

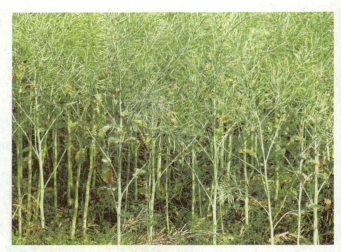

　　【药用部位及采收】药用茎叶、种子。茎叶：2~3月采收，多鲜用。种子：4~6月间，种子成熟时将地上部分割下，晒干，打落种子，除去杂质，晒干备用。

　　【性能功效】茎叶：味辛，性凉。散血，消肿。种子：味辛、甘，性平。活血化瘀，消肿散结，润肠通便。

　　【单方验方】茎叶：1.治食积不化、胃脘胀满：鲜油菜茎叶适量，捣烂取汁内服。2.治泻痢腹痛：油菜、地瓜藤各30g，水煎服。3.治产后腹痛：油菜茎和根、血当归各20g，水煎服。4.治食物中毒吐泻：鲜油菜、白萝卜各适量，捣烂取汁，开水冲服。

　　种子：1.治伤损、骨折：油菜子50g，小黄米（炒）2

合，龙骨少许。研末，醋调膏，外敷伤处。2.治热疮肿毒：油菜子50g，以酒和研，去渣，煎沸，温服1合。3.治大便秘结：油菜子9~12g(小儿减半)，厚朴9g，当归6g，枳壳6g，水煎服。

【药膳】鲜嫩茎叶洗净，开水氽后凉拌、炒熟、做汤或烫入火锅煮后食用。种子压榨出油，过滤去渣食用。

【主要化学成分】全草含葡萄糖荒菁芥素，葡萄糖莱菔素，葡萄糖芸薹素等。种子含芥酸，脂肪酸，甾醇芥子油苷，芸香苷和蛋白质等。

【现代研究】临床上用于治疗消化不良，急性肠炎，细菌性痢疾，妇女产后腹痛、大便困难和跌打损伤肿痛等。

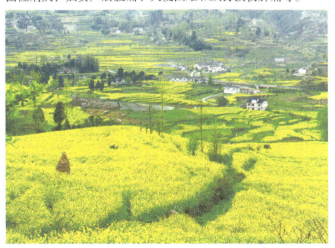

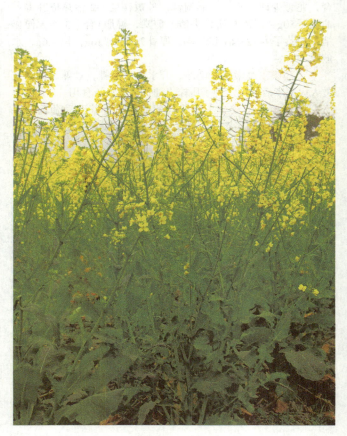

127　甘　蓝

【别名】蓝菜，西土蓝。

【医籍记载】《千金方》："久食大益肾，填髓脑，利五藏，调六腑。"

【来源】十字花科植物甘蓝 *Brassica oleracea* L. var. *capitata* L.。

【形态特征】一年生草本，高30～90cm，全草具白粉。基生叶阔大，肉质而厚，倒卵形或长圆形，长15～40cm，内部的叶片白色，包于外部的叶常呈绿色；茎生叶倒卵形，较小，无柄。花轴从包围的基生叶中抽出，总状花序，花淡黄色，萼片4片，狭而直立，呈袋形，花瓣4瓣；雄蕊4枚，雌蕊1枚，长角果圆锥形。花期5～6月。

【生境及分布】我国各地均有栽种。喜肥沃、湿润土地。

【药用部位及采收】药用茎叶。春夏秋季均可采。鲜用或晒干备用。

【性能功效】味甘，性平。清利湿热，散结止痛，补益扶正。

【常用配方】

1. 治脘腹疼痛：鲜甘蓝适量，绞取汁，用蜂蜜调和服

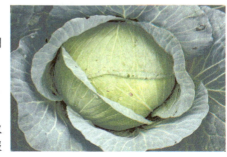

用。2. 治肾虚腰痛：鲜甘蓝适量，切片炒熟食用。3. 治胁痛（胆囊炎）：鲜甘蓝适量，炒热用布包，温熨痛处。

【药膳】鲜嫩茎叶洗净，开水氽后凉拌，煮、炒熟，做汤或入火锅烫后食用。

【主要化学成分】茎叶含葡萄糖芸薹素，吲哚-3-乙醛，黄酮醇，花白苷，绿原酸，异硫氰酸烯丙酯和含硫的抗甲状腺物质等。

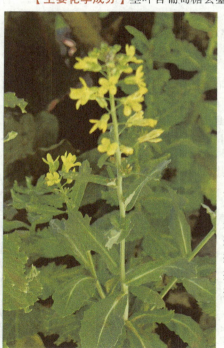

【现代研究】药理研究显示，甘蓝种子对某些细菌有抑制作用，全草几无抗菌作用。其叶（加热处理）应用于局部有刺激作用，可缓解胆绞痛。临床上用于治疗胃肠炎症的脘腹疼痛，胆囊炎胆绞痛和久病、年老腰痛等。

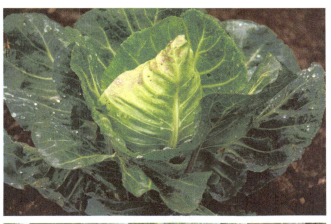

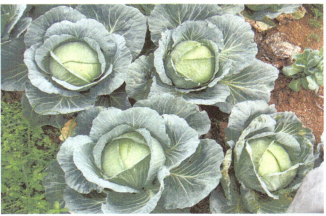

128 荠 菜

【别名】鸡心菜，菱角菜，枕头草。

【医籍记载】《本草纲目》："明目，益胃。"

【来源】十字花科植物荠菜Capsella bursa-pastoris (L.) Medic.。

【形态特征】一年生或二年生草本，高30~40cm。茎直立，有分支。叶自根丛生，羽状深裂，上部裂片三角形；茎生叶长圆形或线状披针形，顶部几成线形，边缘有缺刻或锯齿。总状花序顶生或腋生，萼片4片，绿色；花瓣4瓣，白色。短角果呈倒三角形。种子细小。

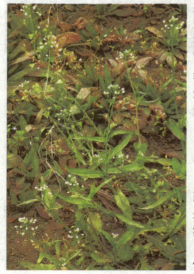

【生境及分布】生于田边、路旁或土坎。分布于我国各地。

【药用部位及采收】药用茎叶或全草。3~5月采收，除去枯叶、杂质，洗净、晒干备用或鲜用。

【性能功效】味甘，性平。凉血止血，清热

利尿。

【单方验方】1.治消化道出血：荠菜、反背红各50g，水煎服。2.治便血、崩漏：鲜荠菜、鲜马齿苋各适量，洗净、切段，开水氽后，加调料凉拌食用。3.治石淋尿血：荠菜、向日葵秆、白茅根各50g，水煎服。4.治肝热目赤、头晕：鲜荠菜适量，洗净剁碎，倒入打散的鸡蛋里，加盐适量炒熟，食用。

【药膳】鲜嫩茎叶洗净，开水氽后凉拌、炒熟、做汤或做馄饨、饺子馅食用；亦可腌制成咸菜食用。

【主要化学成分】全株含有机酸，氨基酸，糖类，黄酮类，生物碱，黑芥子苷，皂苷，葡萄糖胺，β-谷甾醇和无机盐等。

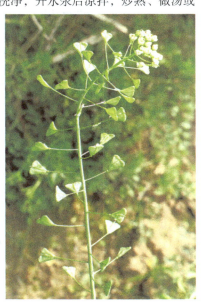

【现代研究】药理研究显示，荠菜有收缩子宫，缩短凝血时间，短暂降低血压和抗肿瘤等作用。临床上用于治疗痢疾，崩漏，月经过多，小儿麻疹，肾炎水肿和红眼病等。

129　石　榴

【别名】石榴皮。

【本草论述】《名医别录》："疗下痢，止漏精。"

【来源】石榴科植物石榴 *Punica granatum* L.。

【形态特征】落叶灌木或乔木，高2～5m。树皮青灰

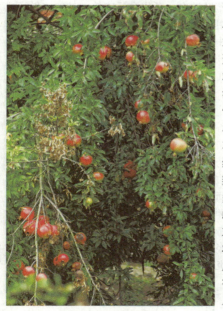

色。枝端通常呈刺状，无毛。叶对生或簇生；叶片倒卵形至长椭圆形，先端尖或微凹，基部渐狭，全缘。花两性，一至数朵生于小枝顶端或腋生，花梗短；萼筒钟状红色，裂片6片；花瓣6瓣，红色；雄蕊多数，花药球形；雌蕊1枚，子房下位或半下位，柱头头状。浆果球形，果皮肥厚，革质，顶端宿存花萼。花期5～6月，果期8～10月。

【**生境及分布**】我国大多数地区有栽种。喜温暖向阳环境，以排水良好的夹砂土壤栽培为宜。

【**药用部位及采收**】药用果皮。秋季果实成熟，顶端开裂时采收，除去种子及隔瓤，切瓣晒干或烘干备用。

【**性能功效**】味苦、涩，性微温；有毒。驱虫，涩肠，止带，止血。

【**常用配方**】1. 治腹泻：石榴皮10g，水煎服。2. 治脱肛：石榴皮10~15g，水煎洗。3. 治冻疮久烂不愈：石榴皮、冬瓜皮、甘蔗皮各适量，烧灰存性，外敷患处。4. 治胃阴虚，咽干口渴：鲜石榴适量，直接口服或绞汁饮服。

【**药膳**】鲜石榴果实成熟后，生食或绞汁饮服。

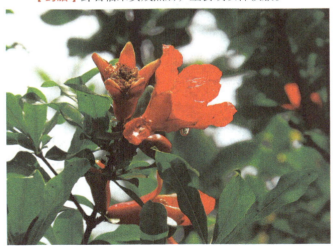

【园艺价值】作为园林绿化林木、果树栽种，观叶、观花、观果类。

【主要化学成分】果皮含鞣质，蜡，树脂，甘露醇，糖，树胶，菊粉，黏质，没食子酸，苹果酸，果胶和草酸钙异槲皮苷等。

【现代研究】药理研究显示，石榴有收敛，抑制志贺氏、施氏、福氏和宋氏4种痢疾杆菌和结核杆菌、大肠杆菌、变形杆菌、绿脓杆菌及堇氏毛癣菌、同心性毛癣菌，抗病毒和驱虫等作用。临床上用于治疗蛔虫病，细菌性痢疾，阿米巴痢疾，小儿消化不良和稻田皮炎等。

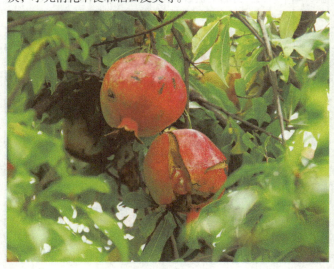

130 菥蓂

【别名】马辛，花叶荠。

【医籍记载】《本草纲目》："和中益气，利肝明目。"

【来源】十字花科植物菥蓂 *Thlaspi arvense* L.。

【形态特征】一年生草本，高9~60cm，无毛。茎直立，具棱。基生叶叶柄长1~3cm；叶片倒卵状长圆形，先端圆钝或急尖，基部抱茎，两侧箭形，边缘具疏齿。总状花序顶生；花白色；萼片4片；花瓣4瓣；雄蕊6枚；雌蕊1枚，子房2室。短角果近圆形或倒宽卵形，扁平，周围有宽翅，先端有深凹缺。种子卵形，稍扁平，棕褐色，表面有颗粒状环纹。花、果期5~7月。

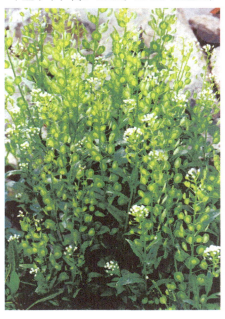

【生境及分布】生于平地路旁、沟边或村落附近。我国各地均有分布。

【药用部位及采收】药用全草。5~6月果实成熟时采收，晒干备用或鲜用。

【性能功效】味甘，性平。和中益气，利肝明目。

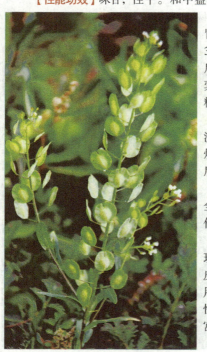

【单方验方】1.治肾病水肿：荠菜全草30~60g，水煎服。2.治产后腹痛、恶露不尽：荠菜全草15g，水煎，调红糖服。

【药膳】鲜嫩茎叶洗净，开水汆后凉拌，炒熟、做汤或入火锅煮后食用。

【主要化学成分】全草含黑芥子苷，经酶作用产生芥子油。

【现代研究】药理研究显示，芥子油有皮肤刺激性和杀菌的作用。临床上用于治疗急性肾炎水肿，痛风和子宫内膜炎等。

131 山　药

【别名】薯蓣，山芋，零余子。

【医籍记载】《本经》：（块根）"补中，益气力，长肌肉。"《本草拾遗》：（珠芽）"主补虚，强腰脚。"

【来源】薯蓣科植物山药*Dioscorea opposita* Thunb.。

【形态特征】缠绕草质藤本。块茎长圆形。茎通常带紫红色，右旋。单叶互生或对生；叶片卵状三角形至宽卵状戟形，先端渐尖，基部深心形、宽心形或戟形至近截形，叶腋内常有珠芽（零余子）生成。雌雄异株；雄花序穗状，2～8朵着生于叶腋，雄花瓣的外轮花片宽卵形，内轮卵形，雄蕊

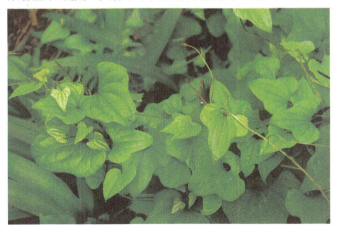

6枚；雌花序穗状，1～3朵。蒴果三棱状扁圆形或三棱状圆形，外面有白粉。种子四周有膜质翅。花期6～9月，果期7～11月。

【生境及分布】生于山坡、山谷林下、溪边、路旁的灌丛或杂草中；或栽培。喜温暖环境。选土层深厚、排水良好、疏松肥沃的中性砂质壤土栽培为宜。分布于我国华北、西北、华东和华中地区等。

【药用部位及采收】药用块茎，珠芽（药名为"零余子"）。块茎：栽种当年收，珠芽栽种第二年收；霜降后叶呈黄色时采挖。洗净泥土，竹刀刮去外皮，晒干或烘干，即为毛山药；用清水浸泡，加微热，浸至无干心，闷透，在木

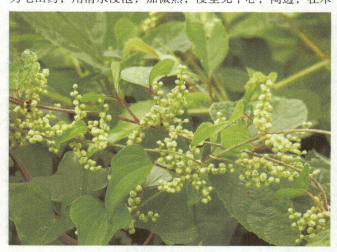

板上搓为圆柱状，晒干打光，即为光山药。珠芽：秋季采收，切片晒干备用或鲜用。

【性能功效】块茎：味甘、性平。健脾，补肺，固肾，益精。珠芽：味甘，性温。补虚，强腰脚。

【单方验方】块茎：1.治肺痨咳嗽：山药根芽10个，百合12g，共捣烂，加蜂蜜适量蒸吃。2.治带下过多：山药、六角英各10g，鸡矢泡10g，水煎服。3.治月经不调：山药、马蹄、当归各30g，甜酒水煎服。4.治皮肤皲裂：鲜山药根适量，捣烂外敷患处。

珠芽：1.治病后耳聋：零余子30g，猪耳朵一只，炖汤，捏住鼻孔徐徐吞服。2.治小儿厌食：零余子、鸡矢藤各10g，水煎服。

【药膳】鲜块茎、珠芽洗净，炒熟，或蒸、炖后食用，可以做包子、饺子馅。

【园艺价值】做地栽、公路旁种植，观叶类。

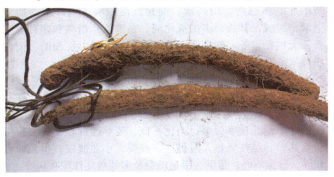

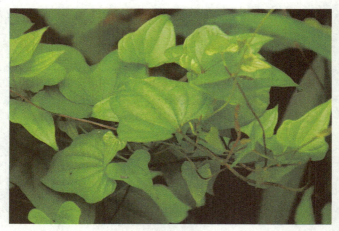

【**主要化学成分**】山药含薯蓣皂苷，糖蛋白，水解后得到赖氨酸、组氨酸、精氨酸等多种氨基酸，山药多糖，儿茶酚胺，多巴胺，山药素，淀粉及淀粉酶，粗纤维，胡萝卜素，胆碱，鞣质，多酚氧化酶，黏液质，植酸和多种维生素，无机元素等。珠芽含皂苷，胆碱，淀粉，淀粉酶，蛋白质，氨基酸及脂肪等。

【**现代研究**】药理研究显示，山药有降血糖，免疫促进，调节肠管节律恢复，促进消化，较好延缓衰老，降血脂，镇痛，促上皮细胞生长及抗菌、抗炎等作用。临床上用于治疗婴幼儿秋季腹泻，消化不良，溃疡性口腔炎，流行性出血热，肺结核低热，溃疡性口腔炎，小儿遗尿，小儿饮食积滞，妊娠呕吐，带下，手足皲裂及多种角化性皮肤病等。

132　枳椇子

【别名】拐枣，鸡距子，枳椇根。

【医籍记载】《唐本草》：（果实）"止头风，小腹拘急。"《重庆草药》：（根）"行气活血。治痨伤咳嗽，吐血，风湿筋骨痛，解酒毒。"

【来源】鼠李科植物枳椇*Hovenia acerba* Lindl.，或毛果枳椇*Hovenia trichocarpa* Chun et Tsiang。

【形态特征】枳椇：落叶乔木，高约10m。树皮灰褐

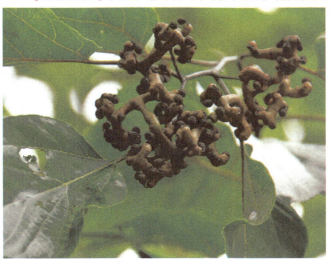

色，浅纵裂，不剥落。小枝红褐色；冬芽卵圆形。叶互生，叶片卵形、卵圆形，先端渐尖，基部圆形或心形，边缘具细尖锯齿；叶柄具锈色细毛。二歧聚伞花序腋生或顶生；花杂性，萼片5片；花瓣5瓣，黄绿色；雄花有雄蕊5枚；两性花有雄蕊5枚，子房上位，3室。果实近球形，灰褐色；果梗肉质肥大，红褐色，成熟后味甘可食。种子扁圆形，暗褐色。花期5~6月，果熟期9~10月。

【生境及分布】生于阳光充足的山坡、沟谷及路旁，有栽种。喜温暖湿润的气候。对土壤要求不高。分布于我国华

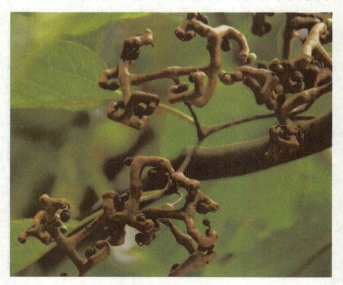

北、华东、中南、西南及陕西、甘肃等地。

【药用部位及采收】药用成熟种子或带花序轴的果实和根。成熟种子：10~11月果实成熟时连肉质花序轴一并采下，晒干，取出种子备用。根：秋季采收，洗净，切片晒干备用。

【性能功效】成熟种子或带花序轴的果实：味甘、酸，性平。解酒毒，止渴除烦，止呕，利大小便。根：味甘、涩，性温。祛风活络，止血，解酒。

【单方验方】果实：1.治饮酒过度致劳伤吐血：枳椇子200g，红甘蔗1根，炖猪心肺吃。2.治津伤口渴：枳椇子、麦冬各20g，水煎服。3.治小便不利：鲜枳椇子、鲜芦根各20g，水煎服。4.治关节红肿疼痛：枳椇子鲜果实或叶适量，水煎外洗。

根：1.治抽搐：枳椇子根60~95g，水煎服。2.治劳伤咯血：枳椇子根240g，炖五花肉吃。3.治醉酒难醒：枳椇子根、香樟树根各15g，水煎服。

【药膳】鲜果梗采摘后洗净，直接食用果肉；或做成蜜饯食用。

【园艺价值】作为园林绿化林木、果树栽种，观叶、观果类。

【主要化学成分】枳椇成熟种子含黑麦草碱，枳椇苷，果实含多量葡萄糖，苹果酸钾和硝酸钾等。

【现代研究】药理研究显示，枳椇子果实有中枢抑制，降血压、抗脂质过氧化和利尿等作用。临床上果实用于治疗饮酒过量呕吐头痛，暑热伤津或发热引起的口渴，小便不利和急性风湿性关节炎肿痛等。根用于治疗风湿病筋骨疼痛，久病体虚咳嗽，肺结核咯血，小儿惊风和醉酒等。

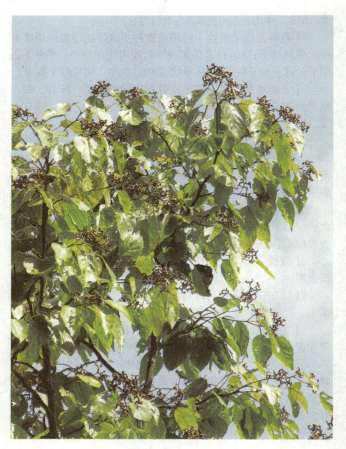

133 魔芋

【别名】蒟蒻，鬼芋。

【医籍记载】《本草汇言》："敷痈肿风寒，治瘰疬。"

【来源】天南星科植物魔芋*Amorphophallus rivierri* Durieu.。

【形态特征】多年生草本，高50～200cm。块茎扁球形，巨大。叶柄粗壮，圆柱形，直立，淡绿色，具暗紫色斑；掌状复叶，小叶又作羽状全裂，叶轴具不规则的翅，小叶片披针形，先端尖，基部楔形，叶脉网状。佛焰苞大，广卵形，下部筒状，暗紫色，具绿色纹；花单性，先叶开放，肉穗花序圆柱形，淡黄白色。浆果球形或扁球形。

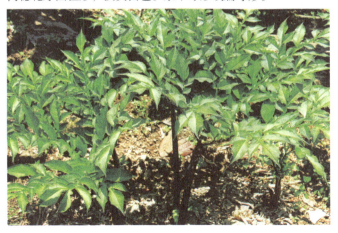

【生境及分布】生于疏林下、林缘或溪谷两旁湿润地或栽培。喜温暖湿润气候。在土层深厚、疏松又通气、排水良好、富含有机质的砂壤土、林下地栽培为宜。分布于陕西、宁夏、甘肃至长江流域以南各地。现多为人工栽培。

【药用部位及采收】药用球状块茎。10~11月间采收，挖取块茎，鲜用或洗净，切片晒干备用。

【性能功效】味苦、辛，性温；有毒。解毒消肿，软坚散结。

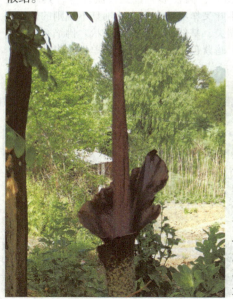

【单方验方】

1. 治蛇咬伤：魔芋适量，滴水珠2个，黄连少许，捣烂外敷；另用魔芋、生姜各50g，捣汁对米泔水内服。2. 治疮痈肿毒：魔芋适量，捣烂外敷。3. 治脚转筋：魔芋、追风伞各适量，水煎外洗。4. 治肺癌初起：魔芋、白花蛇舌草、红土茯苓各30g，炖肉吃汤。

5. 治烫火伤：魔芋适量研末，麻油调搽。

【药膳】鲜块茎洗净，去皮。磨粉，煮熟，放冷。切片或块，凉拌、炒熟、做汤或入火锅烫煮等食用。

【园艺价值】栽种做林下地被观赏。5月观花，花奇特；7月观蓝色、红色果。

【主要化学成分】球茎含魔芋甘露聚糖，蛋白质，淀粉，葡萄糖，果糖，甘露糖，蔗糖，果胶，多种维生素，毒芹碱和氰苷等。

【现代研究】药理研究显示，魔芋有明显抗炎，降全血黏度及胆固醇，降低血压，降血糖，一定的减肥，抑制心肌收缩力，防癌及抑制多种细菌生长等作用。临床上用于治疗跌打损伤，经闭，肺癌，疮痈肿毒，毒蛇咬伤，糖尿病，高脂血症，肥胖症，白血病，甲状腺癌和淋巴肉瘤等。

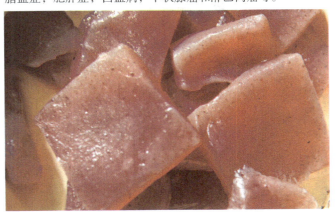

134 龙 眼

【别名】桂圆，龙眼肉，桂圆肉，圆眼核。

【医籍记载】《本经》：（假种皮）"主安志，厌食，久服强魂魄，聪明。"《本草纲目》：（种子）"主治狐臭。"

【来源】无患子科植物龙眼 *Dimocarpus longan* Lour.。

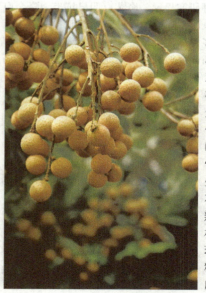

【形态特征】常绿乔木，高10m以上。幼枝被锈色柔毛。偶数羽状复叶互生，小叶2~5对，互生，革质；叶片椭圆形或卵状披针形，先端短尖或钝，基部偏斜；全缘或波浪形，暗绿色。花两性，或单性花与两性花共存，顶生或腋生的圆锥花序；花小，黄白色；花瓣5瓣，匙形；雄蕊通常8枚；子房2~3室。核果球形，外皮黄褐色，粗糙，假种皮白色肉质，内有黑褐色种子1粒。

花期3~4月，果期7~9月。

【生境及分布】我国南方广为栽培。喜高温多湿，耐瘠，忌水渍。在红壤丘陵地、旱平地生长良好，栽培容易。分布于福建、台湾、广东、广西、云南、四川和贵州等地。

【药用部位及采收】药用假种皮，种子。假种皮（药名为"龙眼肉"）：果实充分成熟后采收，晴天置于晒席上晒至半干，再用焙灶焙干至7~8成干时，剥取假种皮，晒干或烘干备用。种子（药名为"龙眼核"）：果实成熟时剥除果皮、假种皮，留取种子，鲜用或晒干备用。

【性能功效】假种皮：味甘，性温。益心脾，补气血，安神。种子：味苦、涩，性平。行气散结，止血，燥湿。

【单方验方】假种皮：1. 治心脾虚损的心悸、失眠、健忘：单用龙眼肉30~60g，浓煎，每日服用；或龙眼肉

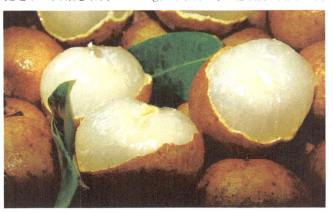

30～15g，黄芪、当归、酸枣仁各10g，水煎服。2. 治小儿泄泻：龙眼肉、白术、焦山楂、车前草、枳壳各10g，每日1剂，水煎服。3.治血虚面色萎黄、舌淡脉细：龙眼肉30g，党参、黄芪各15g，当归、远志、酸枣仁各12g，水煎服。

种子：1. 治疝气偏坠疼痛：龙眼核（炒）、荔枝核（炒）、小茴香（炒）各等份，研末，每次3g，空腹服；或升麻3g，水酒煎服。2.治刀伤出血：龙眼核炒，研末，外敷伤处。3.治癣：龙眼核适量，去外壳，用内核，米醋磨搽。4.治腿面臁疮：龙眼核适量，去外皮，研细末，麻油调敷患处。

【**药膳**】鲜果实剥皮，直接食用；或制成干果，开水浸

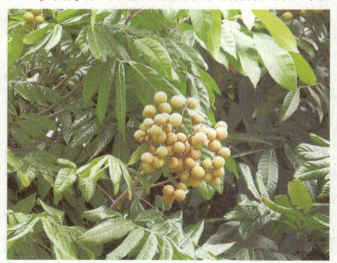

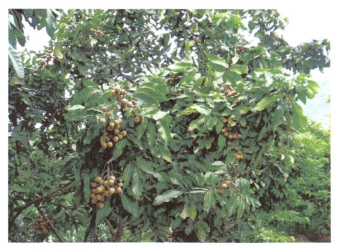

泡、做汤或煮粥食用。

【园艺价值】作为园林绿化林木、果树栽种，观叶、花、果类。

【主要化学成分】干果肉含有葡萄糖，蔗糖，酸类，含氮物，蛋白质和脂肪等。假种皮含葡萄糖，酒石酸，少量蔗糖和维生素类物质等。种子含氨基酸和脂肪油等。

【现代研究】药理研究显示，龙眼假种皮对低温、高温或缺氧刺激有明显保护作用，对痢疾杆菌有抑制作用。临床上龙眼用于治疗神经衰弱，贫血，失眠、健忘，心悸，再生障碍性贫血和血小板减少性紫癜等。种子用于治疗疝气，淋巴结炎，创伤出血，腋臭，疥癣和湿疮等。

135 荔 枝

【别名】荔枝核，丽枝。

【医籍记载】《本草从新》：（假种皮和果肉）"解烦渴，止呃逆。"《本草衍义》：（种子）"治心腹痛及小肠气。"

【来源】无患子科植物荔枝 *Litchi chinensis* Sonn.。

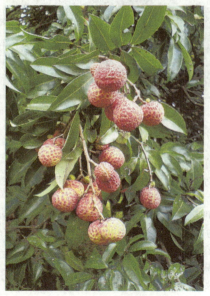

【形态特征】常绿乔木，高10～15m。偶数羽状复叶，互生，叶连柄；小叶2～4对，叶片披针形或卵状披针形，长6～15cm，宽2～4cm，先端骤尖或尾状短渐尖，全缘，无毛，薄革质或革质。圆锥花序顶生，多分支；花单性，雌雄同株，萼浅杯状，深5片，被金黄色短茸毛；花瓣5瓣。雄蕊6～7枚；子房密被小瘤体和硬毛。果卵圆形至近球形，长2～3.5cm，暗红色至红色。花期1~2月，果期6~8月。

【生境及分布】分布于我国华南、西南等地，多数为栽种。

【药用部位及采收】药用假种皮、果肉，种子（药名为"荔枝核"）。假种皮、果肉：6~7月果实成熟时采摘，鲜用或晒干备用。种子：6~7月果实成熟时采摘，食荔枝肉后，收集种子，洗净，晒干备用。

【性能功效】假种皮、果肉：味甘、酸，性温。养血健脾，行气消肿，生津止渴。种子：味甘、苦，性温。理气止痛，祛寒散滞。

【单方验方】假种皮、果肉：1.治呃逆不止：荔枝7枚，连皮核烧存性，研末，白汤送下。2.治脾虚久泻：荔枝干果7

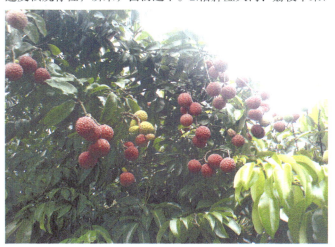

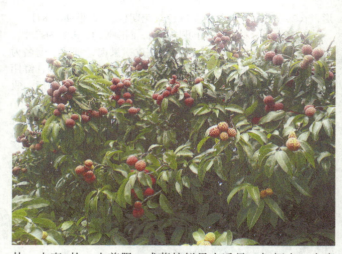

枚，大枣5枚，水煎服；或荔枝鲜果肉适量，加粳米、大枣煮粥食用。3.治胃阴虚口渴：荔枝鲜果适量，取果肉加水煮羹食用。

种子：1.治疝气肿痛：荔枝核、吴茱萸、小茴香、橘核各12g，加生姜适量，水煎分3～4次服，每日1剂。2.治狐臭：荔枝核焙干研末，白酒适量，调匀涂搽腋窝，每日2次。3.治妇人血气刺痛：荔枝核（烧存性）15g，香附子（去毛，炒）30g，研末，盐米汤调下6g，不拘时服。

【药膳】鲜果剥皮，直接食用。或干品煎汤、煮粥、浸酒食用。

【园艺价值】作为园林绿化林木、果树栽种，观叶、花、果类。

【主要化学成分】荔枝果肉含葡萄糖，蔗糖，蛋白质，脂肪，胡萝卜素，叶酸，柠檬酸，苹果酸和多种维生素，钙、磷、铁等无机元素。种子含皂苷，鞣质，挥发油，L-α-亚甲基环丙基-甘氨酸及无色矢车菊素等。

【现代研究】药理研究显示，荔枝核有降血糖和肝糖原的作用。临床上鲜荔枝用于治疗病后体虚，津伤口渴，消化不良、食少和外伤出血等；常作为水果食用。种子用于治疗疝气肿痛，睾丸肿痛，月经不调，产后腹痛和胃痛等。

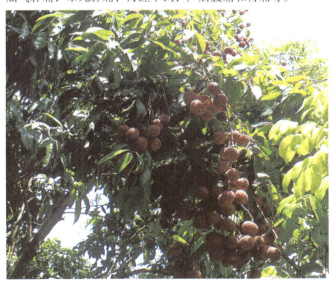

136 土苋菜

【别名】野苋菜，光苋菜。

【医籍记载】《滇南本草》："白者去肺中痰结，赤者破肠胃中血积，赤白同用，打肚腹中毛发之积，消虫积，杀寸白虫，下气消胀。洗皮肤瘙痒、皮肤游走之风。"

【来源】苋科植物凹头苋*Amaranthus lividus* L.。

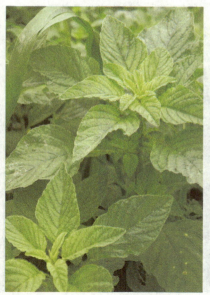

【形态特征】一年生草本，茎直立，高80~150cm。叶互生；叶柄长3~10cm；叶片菱状广卵形或三角形状广卵形，长4~12cm，宽3~7cm，钝头或微凹，基部广楔形。花序在下部者呈球形，上部呈稍断续的穗状花序；花黄绿色，单性，雌雄同株；苞片卵形，膜质；雄蕊3枚；雌蕊1枚，柱头3枚。胞果椭圆形。种子黑褐色，近于扁圆形，平滑有光泽。花期5～7月。

【生境及分布】生于田边、地角或荒地等处。分布于我国各地。

【药用部位及采收】药用地上部分。春、夏、秋季采收，洗净，鲜用或晒干备用。

【性能功效】味淡，性微寒。清热利湿。

【单方验方】1.治湿热泄泻：土苋菜10g，天青地白20g，水煎服。2.治黄疸胁痛：土苋菜10g，金沸草15g，海金沙藤15g，水煎服。3.治牙痛：土苋菜、小血藤各10g，水煎服。4.治疗疮肿痛：鲜土苋菜适量，捣烂外敷患处。

【药膳】鲜嫩茎叶洗净，开水氽后凉拌，或入火锅烫煮、炒熟食用。

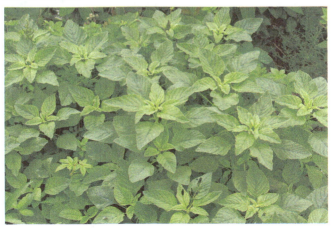

【主要化学成分】全草含苋菜红苷，叶含锦葵花素-3-葡萄糖苷和芍药花素-3-葡萄糖苷等。

【现代研究】临床上用于治疗毛囊炎肿痛，急性肠炎腹泻，黄疸型肝炎和龋齿牙痛等。

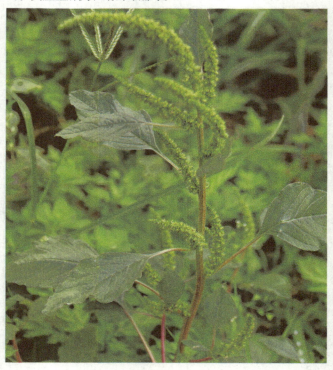

137 鸡冠花

【别名】鸡公花，鸡冠头。

【医籍记载】《滇南本草》："止肠下血，妇人崩中带下，赤痢。"

【来源】苋科植物鸡冠花*Celosia cristata* L.。

【形态特征】一年生直立草本，高30～120cm。分支少而上部扁平，绿色或带红色，有棱纹突起。单叶互生，具柄，叶片长椭圆形至卵状披针形，先端尖，基部渐狭窄成柄，全缘。穗状花序顶生呈扁平肉质鸡冠状、卷冠状或羽毛状，花被片淡红色至紫红色、黄白或黄色。胞果卵形。种子肾形黑色。

【生境及分布】原产亚洲热带，喜温暖湿润气候。在排水良好的砂质壤土栽培为宜。我国大部分地区有栽种或逸为野生。

【药用部位及采收】药用花序和嫩茎叶。当年8～9月采收，将花序连同部分茎秆割下，捆成小把晒或晾干，剪去茎秆，备用。

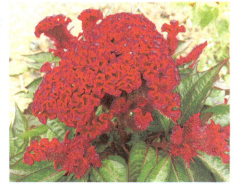

【性能功效】味甘，性凉。凉血

止血，清热利湿。

【单方验方】1.治崩漏下血：鸡冠花、荠菜、扶芳藤各20g，水煎服。2.治湿热带下：鸡冠花、一枝黄花、土荆皮各15g，水煎服。3.治痢疾脓血便：鸡冠花20g，委陵菜30g，水煎服。4.治衄血：鲜鸡冠花1朵，水煎服。

【药膳】嫩茎叶洗净，开水氽后凉拌、炒食、做汤或入火锅中烫后食用。

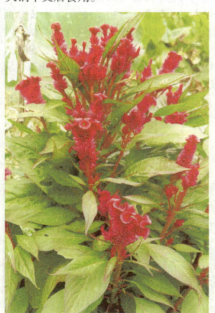

【园艺价值】作为园林绿化、花木栽种，观花类。

【主要化学成分】花含山柰苷，苋菜红苷及多量硝酸钾等。

【现代研究】药理研究显示，鸡冠花有中期引产及抗阴道滴虫等作用。临床上用于治疗痔疮出血，过敏性肠炎出血，便血，脱肛，带下，遗精，尿路感染和慢性妇科炎症等。

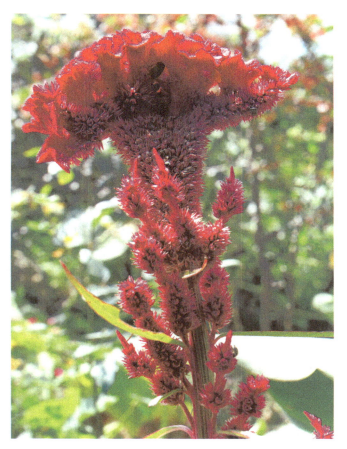

138 刺三加

【别名】刺三甲，三加皮，白刺颠。

【医籍记载】《分类草药性》："（根和根皮）治跌打损伤，白带，筋骨痛，风湿麻木。……（嫩叶）叶涂刀伤，生肌。"

【来源】五加科植物白簕*Acanthopanax trifoliantus* (L.)Merr.。

【形态特征】落叶蔓生灌木。高1~7m。树皮灰白色，枝条具皮孔，有刺。三出复叶，中央1片最大，小叶椭圆状长卵形，先端急尖，基部楔形，边缘有锯齿，上面疏生刚毛，下面无毛。伞状花序顶生，常3~10个聚合呈总状花序或复伞形

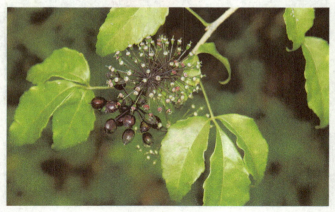

花序，单生者少；萼筒具5枚齿；花黄绿色，花瓣5瓣；雄蕊5枚；子房2室。核果浆果状，球形，成熟时黑色。花期8~11月，果期9~12月。

【生境及分布】生于山坡路旁、林园或灌木丛中。分布于我国江南各地。

【药用部位及采收】药用根和根皮，嫩叶。根和根皮：9~10月挖取，鲜用；或趁鲜时剥取根皮，晒干备用。嫩叶：全年可采，鲜用或晒干备用。

【性能功效】根和根皮：味苦、辛，性凉。祛风除湿，活血舒筋。嫩叶：味苦，辛，性微寒；清热解毒，活血消肿，除湿敛疮。

【单方验方】根和根皮：1.治风湿痹证关节疼痛：刺三加根、大风藤各15g，水煎服。2.治跌打劳伤肿痛：刺三加根、黑骨藤、见血飞各20g，浸酒饮服。3.治咳嗽痰多：刺三

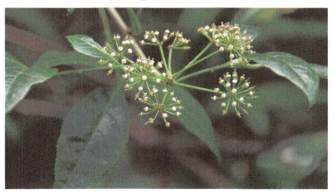

加根、羊奶奶根各30g，水煎服。4.治胃脘疼痛：刺三加根、青木香各10g，水煎服。

　　嫩叶：1.治骨折、刀伤：刺三加鲜叶，适量捣烂，外敷伤处。2.治胃痛：刺三加叶15g，水煎服。3.治湿疹：刺三加花、叶（干品）各9~15g，加冰糖适量，炖服。

　　【药膳】鲜嫩茎叶洗净，开水氽后凉拌、炒食、做汤或入火锅煮后食用。

　　【园艺价值】作为园林绿化灌木栽种，观叶类。

　　【主要化学成分】叶含蒲公英赛醇及其乙酸酯，石吊兰素，β-谷甾醇，贝壳杉烯酸，三十烷醇，三十一烷及三十二烷醇等。

　　【现代研究】临床上刺三加用于治疗咳嗽、哮喘，风湿病筋骨关节疼痛，跌打肿痛，胃痛，痢疾，腹泻，黄疸，带下，咯血，腮腺炎，蛇虫咬伤和疮痈肿毒等。

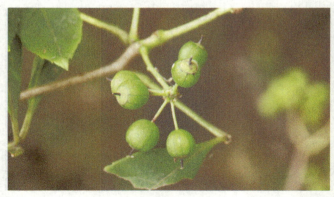

139 刺五加

【别名】刺拐棒，刺木棒、五加皮。

【医籍记载】《我国中成药产品集》："扶正固本，补肾健脾，益智安神。"

【来源】五加科植物刺五加*Acanthopanax senticosus* (Rupr. et Maxim.) Harms。

【形态特征】落叶灌木，高达2m。茎通常密生细长倒刺，刺单生于叶柄基部。掌状复叶互生；叶柄有细刺货物刺；小叶5枚，被褐色毛，叶片椭圆状倒卵形至长圆形，先端

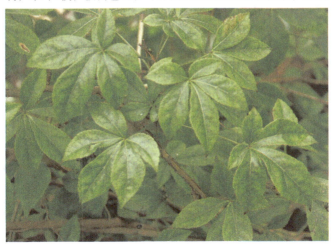

突尖或渐尖，基部楔形，上面暗绿色，下面淡绿色，沿脉上密生褐色毛，边缘有锯齿。伞形花序顶生，单个或2~4个聚成稀疏的圆锥花序；萼筒绿色，萼齿5片；花瓣5瓣，黄色带紫；雄蕊5枚；子房5室。浆果状核果近球形，熟时紫黑色。花期6~7月，果期7~9月。

【生境及分布】生于落叶阔叶林、针叶阔叶混交林的林下或林缘。喜温暖湿润气候，耐寒，耐微荫蔽。宜选向阳、腐殖质深厚、微酸性的砂质壤土栽培为宜。分布于我国东北及河北、山西等地。

【药用部位及采收】药用根、根茎、茎叶。根、根茎：生长3~4年后采收，9~10月或春季采收根或根茎，去净泥土，切段，晒干或袋装保存。茎叶：8月采摘，晒干备用。

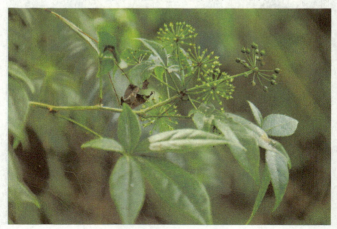

【**性能功效**】味辛，性温。祛风除湿、活血化瘀、强健筋骨。

【**单方验方**】1.治风湿痹证筋骨疼痛：刺五加、小铁仔根各20g，水煎服。2.治跌打损伤肿痛：刺五加、九龙藤、毛青杠各30g，浸酒饮服。3.治骨折筋伤：鲜刺五加根、鲜水冬瓜叶、鲜泽兰全草各适量，捣烂外包伤处。4.治失眠心烦：刺五加、山枝茶各15g，酒水各半煎，饮服。

【**药膳**】鲜嫩叶芽洗净，开水氽后凉拌或炒熟食用。

【**园艺价值**】作为园林绿化灌木栽种，观叶类。

【**主要化学成分**】根皮含挥发油，鞣质，棕榈酸，亚麻酸以及维生素A，维生素B_1等。根含刺五加苷，芥子醛葡萄糖苷，松柏苷等。

【**现代研究**】药理研究显示，刺五加有抗炎，抗应激，抗肿瘤，抑制胆固醇合成，改善心脑血流量，耐缺氧，调节血压至正常，止咳，祛痰和延缓衰老等作用。临床上用于治疗劳伤，风湿性关节疼痛，脚气病，高血压病，冠心病，年老体弱和骨折等。

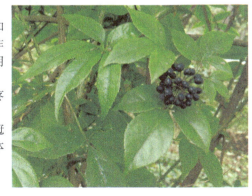

140 代代花

【别名】玳玳花。

【医籍记载】《饮片新参》："理气宽胸，开胃止呕。"

【来源】芸香科植物玳玳花*Citrus aurantium* L.var. *amara*
Engl.。

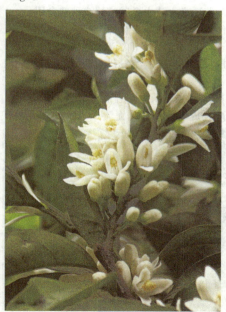

【形态特征】

常绿灌木或小乔木，高5~10m。小枝细长，疏生短棘刺。叶互生，叶片椭圆形至卵状长圆形，先端渐尖，基部阔楔形，边缘具微波状齿；革质，具半透明油点。花单生或簇生于叶腋；花萼杯状，顶端5裂；花瓣5瓣，白色；雄蕊约25枚，花丝基部联合成数束；子房上位，柱头头状。柑果橙红色，近圆球形，瓤囊约10瓣。种子椭圆形，先端楔形。花期5月。果期12月。

【生境及分布】喜温暖湿润气候，不耐寒，幼苗怕冻，以向阳背风山坡、土层深厚、排水良好的砂质壤土栽培为宜。分布于我国南方浙江、江苏、广东和贵州等地。

【药用部位及采收】药用花蕾。立夏前后，选晴天上午露水干后，摘取含苞未开的花朵，微火烘干备用。

【性能功效】味辛、甘、苦，性平。理气宽胸，和胃止呕。

【单方验方】1.治胸腹胀满：代代花、玫瑰花、厚朴花各3g，水煎服。2.治胃脘疼痛：代代花6g，制香附、川楝子、白芍各9g，水煎服。

【药膳】新鲜花或干品，开水泡或浸酒饮服；也可煮汤、煮粥食用。

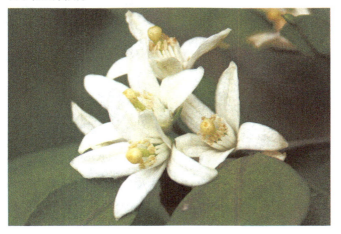

【园艺价值】做地栽、盆栽观赏。观花类。

【主要化学成分】花含柠檬烯，芳樟醇，香茅醇，新橙皮苷和柚皮苷等。

【现代研究】临床上用于治疗消化不良，胃腹疼痛等。

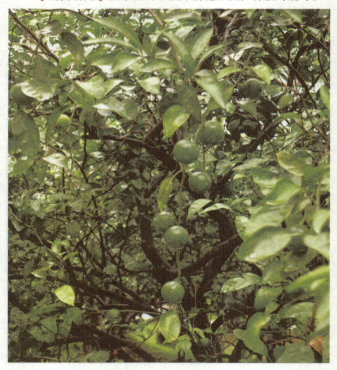

141 黄 皮

【别名】黄皮果，黄皮叶。

【医籍记载】《我国中草药汇编》："（果实）化痰消食。"《本草求原》："（叶）解秽除垢，退黄肿。"

【来源】芸香科植物黄皮*Clausena lansium* (Lour.) Skeels，或同属植物齿叶黄皮*Clausena dunniana* Lévl.。

【形态特征】常绿小乔木或灌木，高可达12m。幼枝、花轴、叶轴、叶柄及嫩叶下面均有密集成丛状的短毛及长毛，有香味。奇数羽状复叶互生；小叶5～13片，顶端最大，卵形或椭圆状披针形，先端锐尖或短渐尖，基部宽楔形，不对称，边缘波状或具浅锯齿。聚伞圆锥花序腋生或顶生，花枝扩展，多花；花萼5片；花瓣5瓣，白色，匙形；雄蕊10枚；子房上位，5

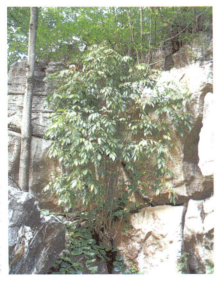

室。浆果扁圆形或球形，淡黄色或暗黄色，密被毛。种子绿色。花期4~5月，果期7~9月。

【生境及分布】多栽培。分布于我国西南及福建、台湾、广东、海南、广西等地。

【药用部位及采收】药用果实，叶。果实：7~9月果实成熟时采摘，鲜用、直接晒干或盐腌后晒干备用。叶：全年可采，鲜用或晒干备用。

【性能功效】果实：味辛、甘、酸，性微温。行气，消食，化痰。叶：味辛、苦，性平。解表散热，行气化痰，利尿，解毒。

【单方验方】果实：1.治痰多咳喘：黄皮果实，食盐腌制，用时取15g，开水炖服。2.治饮食积滞、脘腹胀闷：腌黄皮果实15~30g，水炖服。3.治蛔虫上冲心下痛：黄皮果实

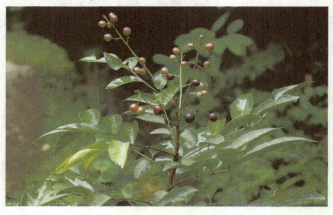

18g，水煎，空腹服。 4.治肠痉挛疼痛：黄皮果核炒香，研末，每次6g，水或黄酒送服。

叶：1.治流感、感冒：黄皮树叶15~30g，水煎服。2.治痰湿喘咳：鲜黄皮树叶30~60g，水煎服。3.治风湿骨痛：黄皮树叶500g，葱头60g，老姜30g，艾根30g，水煎浸洗患处。

【药膳】鲜果剥皮，直接食用。或干品煎汤、煮粥、浸酒食用。

【园艺价值】作为花木栽种，观果类。5~6月观橘黄色果。

【主要化学成分】种子含黄皮新肉桂酰胺A、B、C等。叶含新黄皮内酰胺，黄皮内酰胺，环黄皮内酰胺和香豆精类化合物等。

【现代研究】药理研究显示，黄皮树叶有保肝，抗脂质过氧化和保护脑，降血糖及血脂等作用。临床上果实用于治疗感冒，麻疹，哮喘，水肿，风湿性关节炎，骨折，扭挫伤和湿疹等。叶用于治疗感冒，流行性感冒，风湿性关节炎，慢性支气管炎咳喘等。

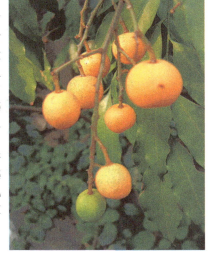

142 慈 姑

【别名】茨菰，野慈姑。

【医籍记载】《滇南本草》："厚肠胃，止咳嗽，痰中带血或咳血。"

【来源】泽泻科植物慈姑 *Sagittaria trifolia* L. var. *sinensis* (Sims) Makino，野慈菇 *Sagittaria trifolia* L.。

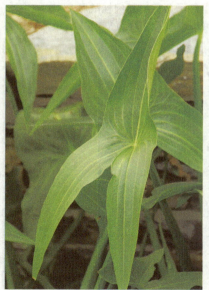

【形态特征】慈姑：多年水生草本，有纤细匍匐枝，枝端膨大而成球茎。叶变化极大，沉水的狭带形，浮水的常为卵形或戟形，突出水面的戟形，先端钝或短尖，基部裂片多少向两侧开展。总状花序或圆锥花序，有花3~5轮，每轮3~5朵，下轮的为雌花，上轮的为雄花；苞片短，萼片3片，卵形；花瓣3瓣，白色，基部常绿色，近圆形；雄蕊多数；

心皮多数，聚集于花托上。瘦果斜倒卵形。花期4~9月。

野慈姑：多年生水生草本，直立，高可达1m。叶片狭窄，呈剪刀形，顶端的裂片较两侧裂片为短，先端均长尖，绿色。总状花序；小花3朵轮生，下部雌花具短梗，上部雄花具细长梗；苞片披针形；花瓣较萼片大，白色；雄蕊多数；心皮多数离生，密集成圆状。瘦果倒卵形，具翅。花期夏季。

【生境及分布】生于湖泊、池塘、稻田或水沟等湿润地。喜温暖而日照多的气候，抗风、抗寒性差，生长期间，水不可缺失。以有机质丰富的肥沃黏性壤土栽培为宜。我国各地均有分布。

【药用部位及采收】药用球茎。秋季初霜后，茎叶枯黄，球茎充分成熟，直至次年春季发芽前，随时可采，采收后，洗净，鲜用或晒干备用。

【性能功效】味苦、甘，性寒。行血通淋，润肺止咳，清热。

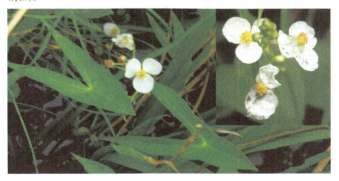

【单方验方】1.治暑热烦渴、便秘：慈姑100g，猪肉片50g，炒熟食之。2.治咳嗽：慈姑200g，水煮熟，加蜂蜜调和服食。3.治石淋、血淋：鲜慈姑适量，煮熟食用。4.治蛇虫咬伤：鲜慈姑适量，捣烂取汁外搽伤处。

【药膳】鲜嫩叶洗净，做汤食用。鲜球茎洗净，切片后炒熟、做汤、炖肉或用油炸熟后食用；或干燥制作淀粉。

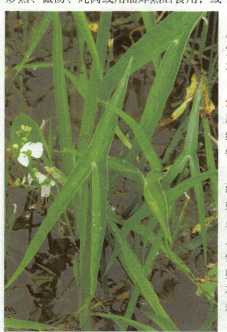

【园艺价值】用作水湿地种植观赏，5~10月观白色花。

【主要化学成分】球茎含蛋白质，脂肪，粗纤维，碳水化合物，钙，磷和铁等。

【现代研究】药理研究显示，慈姑对胰蛋白酶有明显抑制作用。临床上用于治疗虫蛇咬伤，急性泌尿道感染血尿，泌尿道结石，外感暑热口渴和感冒咳嗽等。

143　杨　梅

【别名】杨梅果，杨梅树皮。

【医籍记载】《开宝本草》：（果实）"主去痰，止呕哕，消食下酒。"《日华子本草》：（树皮或根皮）"煎汤洗恶疮疥癞。"

【来源】杨梅科植物杨梅 *Myrica rubra* (Lour.) Sieb. et Zucc.。

【形态特征】常绿乔木，高可达12m。树冠球形。单叶互生；叶片长椭圆形或倒披针形，革质，上部狭窄，先端稍钝，基部渐狭小，全缘，上面深绿色，有金黄色腺体。花雌雄异株，雄花序常数条丛生于叶腋，黄红色，雄蕊5～69枚；雌花序为卵状长椭圆形，子房卵形，有2枚细长柱头。核果球形，外果皮暗红色，由多数

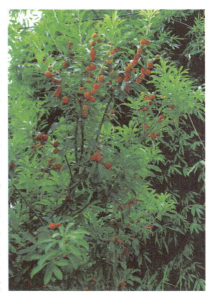

囊状体密生而成，内果皮坚硬，含种子1粒。花期4月，果期6～7月。

【生境及分布】生于低山丘陵向阳山坡或山谷中。喜温暖湿润多云雾气候，不耐强光，耐阴，不耐寒，以山地北向或东向、土层深厚、疏松肥沃、排水良好的酸性黄壤土栽培为宜。分布于江苏、浙江、江西、台湾、湖南、贵州和云南等地。

【药用部位及采收】药用果实，树皮或根皮。果实：栽培8~10年结果，6月采收成熟果实，鲜用或晒干备用。树皮或根皮：全年可采，在栽培整修时趁鲜剥取树皮、根皮，鲜用或晒干备用。

【性能功效】果实：味酸、甘，性温。生津除烦，和中

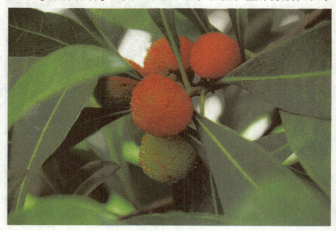

消食，解酒，涩肠，止血。树皮或根皮：味酸、甘，性温。生津除烦，和中消食，解酒，涩肠，止血。

【单方验方】果实：1. 治热病烦渴：杨梅30g，甘蔗50g，水煎代茶饮。2. 治湿热泄泻：杨梅100g，浸白酒500ml，每次服20ml。3. 治胃脘疼痛：杨梅50g，橘皮10g，水煎服。

树皮或根皮：1. 治脘腹气滞疼痛：杨梅树皮、青木香各等量，研末制蜜丸，每丸9g，每次2丸，开水送服。2. 治跌打损伤肿痛：杨梅树皮60g，百两金30g，烧酒500ml，浸泡10日，外搽伤处。3. 治臁疮：杨梅树皮90g，水煎服。4. 治疥癣：杨梅树皮30g，水煎浸洗患处。5. 治痔疮疼痛、便血：杨梅根、叶各30g，水煎服。

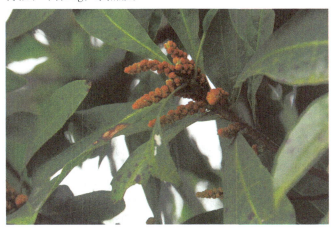

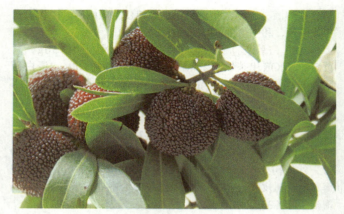

【药膳】鲜果实洗净，盐水浸泡后生食；或干燥后制成果脯、蜜饯食用；还可浸酒饮用。

【园艺价值】作为园林绿化林木、果树栽种，观叶、果类。

【主要化学成分】果实含葡萄糖、果糖，有机酸如柠檬酸、苹果酸等，还含蜡质、花色素的单葡萄糖苷等。种子含类脂、糖脂和磷脂等。茎皮含黄酮类成分，没食子酸和香草酸等。

【现代研究】药理研究显示，杨梅树皮和根皮的水煎液有抑菌和止血等作用。临床上果实用于治疗发热口渴，急性胃肠炎，急性细菌性痢疾消化不良和痔疮疼痛、出血等。树皮用于治疗疝气，烫火伤，牙痛，跌打损伤，急性胃肠炎，消化不良，胃、十二指肠溃疡，骨折和外伤出血等。

144 香 橼

【别名】香圆。

【医籍记载】《本草便读》："下气消痰，宽中快膈。"

【来源】芸香科植物枸橼*Citrus medica* L.或香圆*Citrus wilsonii* Tanaka。

【形态特征】枸橼：常绿小乔木，高2m左右。枝具短硬刺，嫩枝幼时紫红色。叶大，互生，革质，长圆形或长椭圆形，先端钝或钝短尖，基部阔楔形，边缘有锯齿。短总状花序顶生或腋生，花3~10朵丛生，萼片5片；花瓣5瓣，肉质，白色，外面淡紫色；雄蕊30枚，雌蕊1枚。柑果长椭圆形或卵圆

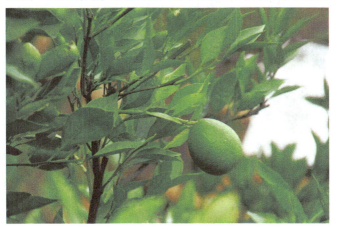

形，顶部有乳状突起，熟时柠檬黄色。花期4月，果期8~9月。

【生境及分布】我国长江以南各地均有分布。喜温暖湿润气候，不耐严寒、霜冻。以选择土层深厚、富含腐殖质、疏松肥沃、排水良好的砂质壤土栽培为宜。

【药用部位及采收】药用果实。9~10月果实变黄成熟时采摘，置糠壳中1个星期，待皮变金黄色后，切成1cm厚的片，摊开暴晒，或阴天烘干备用。

【性能功效】味辛、苦、酸，性温。疏肝理气，宽中化痰。

【单方验方】1.治肝气郁滞，胸胁刺痛：香橼、香附、苏梗、当归各10g，酒水各半煎服。2.治脘腹胀痛、嗳气吞酸、呕恶食少：香橼、藿香各10g，木香、砂仁各3~6g，泡酒

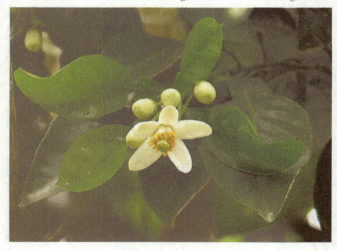

服。3. 治胃脘痛：香橼、白豆蔻、厚朴花各10g，水煎服。
4. 治湿痰咳嗽：香橼、制半夏、生姜、茯苓各12g，水煎服。

【药膳】成熟鲜果剥皮，直接食用。或干品煎汤、煮粥、浸酒食用。

【园艺价值】作为园林绿化林木、果树栽种，观叶、观花、观果类。

【主要化学成分】香橼果实含挥发油，脂肪油，橙皮苷，β-谷甾醇，胡萝卜苷，柠檬酸，琥珀酸，果胶，鞣质，水苏碱和三萜苦味素等。鲜果汁含枸橼酸，维生素C和维生素P等。

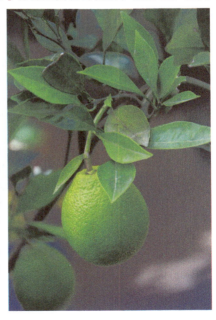

【现代研究】药理研究显示，香橼有刺激胃肠道，促进胃肠蠕动和消化液分泌，排除肠内积气和祛痰等作用。临床上用于治疗咳嗽痰多，消化不良，肝病胁痛和胃及十二指肠溃疡等。

145　佛手柑

【别名】佛手，五指柑。

【医籍记载】《本草纲目》："煮酒饮，治痰气咳嗽。煎汤，治心下气痛。"

【来源】芸香科植物佛手*Citrus medica* L. var. *sarcodactylis*（Noot.）Swingle。

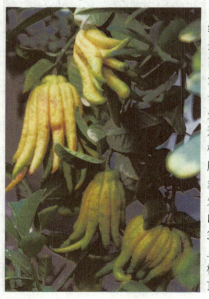

【形态特征】常绿小乔木或灌木，高达3~4m。枝上有短而硬的刺，嫩枝幼时紫红色。叶大互生，长椭圆形或矩圆形，先端圆钝，基部阔楔形，边缘有锯齿；叶柄短。圆锥花序或为腋生的花束，雄花较多，丛生，萼钟状，先端5片；花瓣5瓣，内白色外紫色；雄蕊30枚以上；雌花子房上部渐狭，10~13室。柑果卵形或矩圆形，顶端分裂如拳或张开

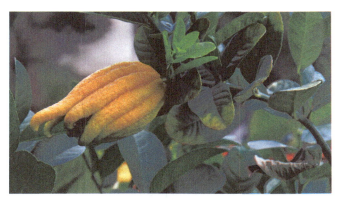

如指，外皮鲜黄色。花期4~6月。

【生境及分布】喜温暖湿润气候，怕严霜、干旱，耐阴、耐瘠、耐涝。以选土层深厚、富含腐殖质、疏松肥沃、排水良好的微酸性土壤栽培为宜。栽培于广东、广西、福建、云南、四川、浙江及安徽等地。

【药用部位及采收】药用果实。秋季分批采收，果皮由绿变黄时，剪刀剪下，选晴天，将果实顺向切成4~7mm的薄片，晒干或烘干备用。

【性能功效】味辛、苦、酸，性微温。舒肝理气，和胃止痛。

【单方验方】1.治肝郁胸胁胀痛、胃痛：佛手柑12g，柴胡、香附、郁金各10g，水煎服。2.治脘腹痞满、呕恶食少：佛手柑12g，木香、香附、砂仁各6g，水煎服。3.治胸闷、咳嗽日久不愈：佛手柑12g，丝瓜络、瓜蒌皮、陈皮各6g，水煎服。

【药膳】成熟鲜果剥皮，直接食用。或干品煎汤、煮粥、浸酒食用。

【园艺价值】作为园林绿化林木、果树栽种，观叶、观花、观果类。

【主要化学成分】成熟果实含挥发油，佛手内酯，柠檬内酯，柠檬油素，梨莓素，布枯叶苷，香叶木苷和橙皮苷等。

【现代研究】药理研究显示，佛手柑有祛痰平喘，扩张冠状血管，增加冠脉血流量，抑制神经中枢和镇痛等作用，还能促进消化液分泌，对抗肿瘤，杀灭钉螺。临床上用于治疗食欲不振，慢性胃炎，胃神经痛，慢性气管炎，小儿传染性肝炎及人工流产术后阴道出血等。

146 橘

【别名】陈皮，橘皮，青皮，四花青皮。

【医籍记载】《本经》：（成熟果皮）"主腹中瘕热，逆气，利水谷，久服去臭下气。"《本草图经》：（未成熟果皮）"主气滞，下气，破积结及膈气。"

【来源】芸香科植物橘*Citrus reticulata* Blanco

【形态特征】小乔木，树形扩散，高约3m。叶互生，叶片菱状长椭圆形，两端渐尖，两侧易向内卷，叶缘有浅锯齿；叶柄细长。花丛生或单生，黄白色；萼片5片，花瓣5瓣；雄蕊15～18枚。成熟果实扁球形，顶部平或稍凹，外果皮橙红色，油腺细密。种子扁卵圆形。花期3月，果期10～12月。

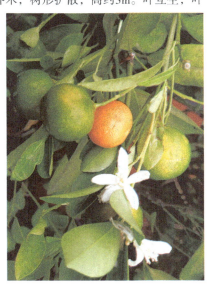

【生境及分布】栽培于丘陵、低山地带、江河湖泊沿岸或平原。喜高温多湿

的亚热带气候，不耐寒，稍能耐阴，以选阳光充足、地势高燥、土层深厚、通气性能好的砂质土壤栽培为宜。分布于我国长江以南各地。

【药用部位及采收】药用成熟果皮（药名为"陈皮"），幼果或未成熟果皮（药名为"青皮"）。成熟果皮：10~12月间采摘成熟果实，剥取果皮，晒干或阴干备用。幼果或未成熟果皮：5~6月收集自落的幼果，晒干备用，称"个青皮"；7~8月采收未成熟果实，纵剖成4瓣，除净内瓤，晒干备用，称"四花青皮"。

【性能功效】陈皮：味辛、苦，性温。润肺生津，理气和胃。青皮：味苦、辛，性温。疏肝破气，消积化滞。

【单方验方】陈皮：1.治脾胃气滞证：陈皮、木香、枳

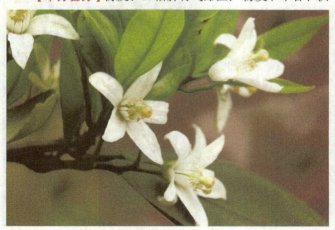

实各3~5g，水煎服。2.治湿痰，寒痰咳嗽：陈皮、半夏、茯苓、白术各6g，水煎服。3.治消化不良：陈皮、莱菔子各3g，山楂、白术各10g，水煎服。4.治湿盛泄泻、腹痛：陈皮、苍术、厚朴各6g，水煎服。

青皮：1.治肝郁胸胁胀痛：青皮6g，柴胡、郁金、香附各9g，水煎服。2.治乳房胀痛或结块：青皮6g，柴胡、浙贝母、橘叶各9g，水煎服。3.治寒疝疼痛：青皮、乌药、小茴香、木香各6g，水煎服。4.治食积气滞，脘腹胀痛：炒山楂、炒神曲、炒麦芽各12g，青皮6g等，水煎服。

【药膳】成熟果实鲜果剥皮，直接食用；或果皮干品煎汤、煮粥、炖菜食用；或鲜果浸酒饮用。

【园艺价值】作为园林绿化林木、果树栽种，观叶、观花、观果类。

【主要化学成分】陈皮含挥发油及橙皮苷，川陈皮素，维生素B$_1$和肌醇等；挥发油中有柠檬烯，α-蒎烯，β-蒎烯，β-水芹烯和枸橼醛等。青

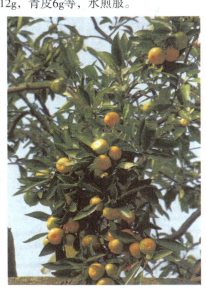

皮含挥发油，橙皮苷，新橙皮苷，川陈皮素，维生素B$_1$和肌醇等；挥发油含有柠檬烯、α-蒎烯、β-蒎烯等。

【现代研究】药理研究显示，陈皮有促进消化液分泌，排除肠管内积气，祛痰，松弛气管、支气管平滑肌，降低胆固醇，增强纤维蛋白溶解，抗血栓形成和抑制子宫等作用。青皮有促进消化液分泌和排除肠内积气，调整胃肠功能，抑制肠肌收缩，使胆汁流量明显增加，保护肝细胞和祛痰等作用。临床上陈皮用于治疗感冒咳嗽，气管炎痰多咳嗽，百日咳，急性胃炎呕吐，呃逆，急性乳腺炎，胆石症及溃疡性结肠炎等。青皮用于治疗休克，阵发性室上性心动过速，肠痉挛，胆绞痛，胆囊炎合并慢性胃炎等。

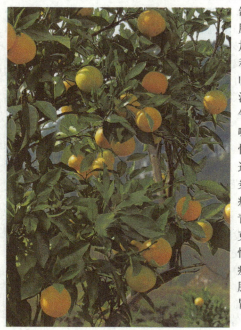

147 银 杏

【别名】银杏叶，白果叶，白果。

【医籍记载】《本草纲目》：（种子）"熟食温肺益气，定喘嗽，止白浊；生食降痰，消毒杀虫。"《我国中草药汇编》：（叶）"活血止痛。"

【来源】银杏科植物银杏 *Ginkgo biloba* L.。

【形态特征】落叶高大乔木，高可达40m，全株无毛。树皮灰色、直立。枝条不规则轮生，叶在长枝上互生，在短

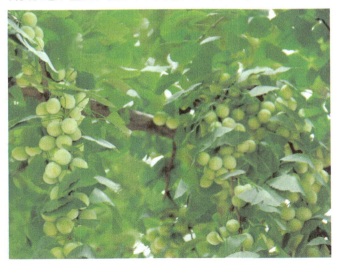

枝上常3~5片叶簇生，具长柄。叶片扇形，上端2裂，少数圆齿状浅裂。花单性，雌雄异株；雄花为花序，雌花均生于短枝上。种子核果状，近球形或椭圆形。花期4~5月，果期7~10月。

【生境及分布】喜温暖湿润气候，喜阳，耐寒，耐旱，忌涝，以土层深厚的砂质土壤栽培为宜，常生于海拔500~1000m的排水良好地带的天然林中。分布于我国华东地区和辽宁、广东、贵州、云南等地。

【药用部位及采收】药用种子或叶。种子（药名为"银杏"）：秋末种子成熟时采收，除去肉质外种皮，洗净，晒干备用，用时打碎取出种仁。叶（药名为"银杏叶"）：秋季采收，除去杂质，洗净，晒干备用或鲜用。

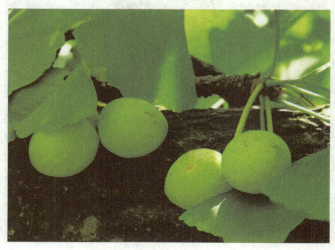

【**性能功效**】种子：味苦、甘、涩，性平；有毒。敛肺止咳，补肾固精。叶：味苦、甘，性平。活血养心，敛肺涩肠。

【**单方验方**】种子：1. 治肺痨咳嗽：鲜银杏外皮、白及各30g，炖肉吃。2. 治头晕目眩：银杏、水杨梅各20g，水煎服。3. 治癫痫：银杏、兰花根各20g，水煎服。4. 治阳痿：银杏、地瓜藤各30g，炖肉吃。5. 治遗精：银杏20g，夜关门根30g，水煎服。

叶：1. 治雀斑：鲜银杏叶，捣烂外搽。2. 治漆疮肿痒：银杏叶、忍冬藤各20g，水煎浸洗。3. 治小儿泻痢：银杏叶适量，水煎浸洗手心、足心和前胸巨阙穴周围。

【**药膳**】成熟鲜果剥皮，去胚芽，直接食用。或干品煎汤、煮粥、浸酒食用。

【**园艺价值**】作为园林绿化、行道树栽种，观叶类。

【**主要化学成分**】果肉含白果酸，氢化白果酸，氯化白果亚酸，白果二酚及白果醇等。银杏含少量氰苷及银杏毒素等。叶含黄酮类化合物，如山萘酚、木樨草素、槲皮素丁香黄素等，还含有白果苦内酯A、B、C和银杏内酯等。

【**现代研究**】药理研究显示，银杏有祛痰和降血压作用，对葡萄球菌、链球菌、白喉杆菌、炭疽杆菌、大肠杆菌有不同程度抑制作用，还有抗过敏，抗衰老和收缩子宫等作用。银杏叶有增加脑血流量，改善脑细胞代谢，改善记忆力，保护神经细胞、抗衰老、痴呆和脑功能障碍，清除自由基，抗脂质过氧化等作用。临床上银杏用于治疗冠心病，高脂血症，遗精，阳痿，肺结核咳嗽和癫痫等。银杏叶用于治疗冠心病，高脂血症，脑动脉硬化症，眩晕，记忆不良和癫痫等。

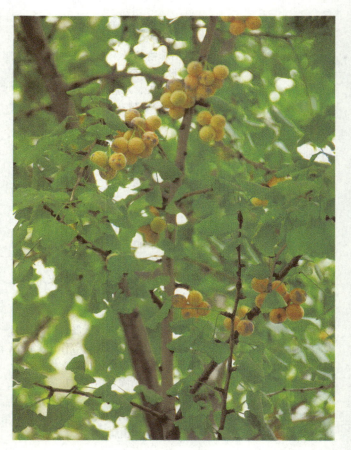

148 木姜子

【别名】黄花子，辣姜子。

【医籍记载】《贵州民间药物》："健胃燥湿，助消化，外治疮毒。"

【来源】樟科植物木姜子 *Litsea pungens* Hemsl.。

【形态特征】落叶小乔木，高3~7m。花枝细长。叶簇生于枝端，纸质，披针形或倒披针形，叶柄有毛。花单性，雌雄异株，伞形花序，由8~12朵花组成，具短梗；花先于叶开放，黄色，花被6片；花药4室；雌花较大，有粗毛。核果球形。

【生境及分布】生于溪旁和山地阳坡杂木林、灌木林中。

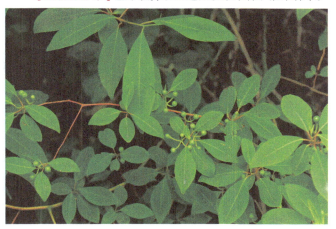

分布于陕西、山西、甘肃、河南及我国华中、华南、西南等地。

【药用部位及采收】药用果实、根。果实：秋季末采收果实，阴干备用。根：春夏季采挖，洗净，晒干备用。

【性能功效】味辛，性温。行气健脾，解毒燥湿。

【单方验方】1.治食积饱胀：木姜子、隔山消各10g，水煎服。2.治胃溃疡：木姜子、蒲公英根各15g，独脚莲8g，水煎服。3.治水泻腹痛：木姜子20g，石菖蒲10g，水煎服。4.治风湿疼痛：木姜子根、大风藤各15g，水煎服。

【药膳】药用果实，直接捣碎作为佐料，或榨取木姜子油作为食品调料用。

【园艺价值】作为丛林栽种，林木类。3月~4月观黄色花，9~11月观黄色叶。

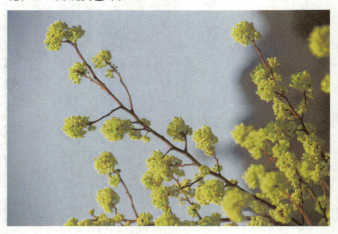

【主要化学成分】果实含挥发油和脂肪油等，挥发油中有木姜子油、柠檬醛和香叶醇等。

【现代研究】药理研究显示，木姜子有平喘，抗心律失常和抗真菌等作用。临床上用于治疗急性胃肠炎胃痛，腹泻，消化不良腹胀，风湿病关节肿痛和毛囊炎肿痛等。

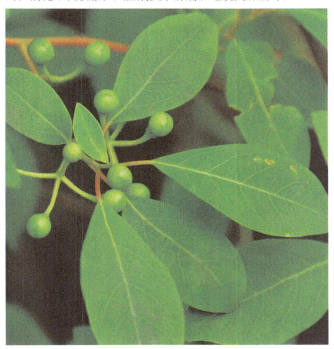

149 椿 树

【别名】香椿，椿白皮，椿芽。

【医籍记载】《分类草药性》："治下血，吐血；发表散寒，攻小儿痘疹。"

【来源】楝科植物香椿 *Toona sinensis* (A. Juss.) Roem.。

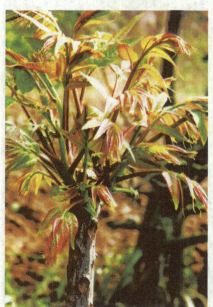

【形态特征】乔木，高达16m。树皮赭褐色；小枝幼时具柔毛。双数羽状复叶互生，有特殊香味；小叶10～22片，对生，长圆形至披针状长圆形，先端尖，基部偏斜。圆锥花序顶生；花萼5片；花瓣5瓣，白色。蒴果椭圆形或卵圆形，顶端开裂为5瓣。种子椭圆形有翅。

【生境及分布】生于路旁、林边、房屋前后，多栽种。分布于我国大部分地区。

【药用部位及采收】药用树皮、根皮。树皮：全年可采收，剥取树皮，鲜用或晒干备用。根皮：挖取树根，刮去外面黑皮，木槌轻捶之，使皮部与木质部分离，剥取根皮，仰面晒干备用或鲜用。

【性能功效】味苦、涩，性凉。清热燥湿，涩肠止血。

【单方验方】1．治痢疾：椿树皮、委陵菜各15g，水煎服。2．治白带：椿树皮、杠板归各20g，水煎内服又外洗。3．治吐血：椿树皮、紫珠各10g，水煎服。4．治皮肤皲裂：取椿树脂适量，研末，加植物油调搽患处。

【药膳】鲜嫩茎叶洗净，开水余后凉拌、炒鸡蛋、蒸鸡蛋食用；或腌制成咸菜食用。

【园艺价值】作为园林绿化林木类栽种，观叶类。

【主要化学成分】树皮含川楝素，洋椿苦素，甾醇和鞣

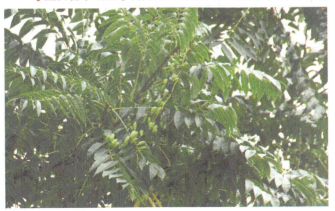

质等。

【现代研究】临床上椿树皮用于治疗胃及十二指肠溃疡，痢疾，漆疮，小儿腹泻致营养不良，细菌性痢疾。

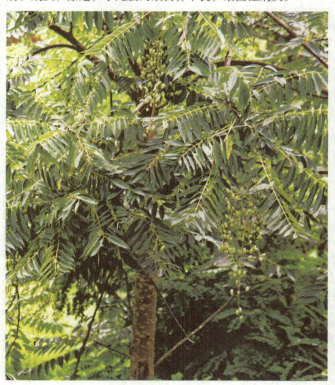

150　蕨

【别名】蕨菜。

【医籍记载】《分类草药性》："治女子红崩白带，男子咳嗽。"

【来源】凤尾蕨科植物蕨菜 *Pteridium aquilinum* (L.) Kuhn var. *latiusculum* (Desv.) Underw.。

【形态特征】多年生草本，高约1m。根茎斜生，被有浅棕色至棕色短鳞毛。叶柄长15~24cm，基部棕色，被有浅棕色鳞毛。羽状复叶，革质，阔卵状至三角形，叶轴上端及羽轴上均被鳞毛；羽片互生，为狭卵状长三角形，上面草绿色，稍有光泽，下面灰绿色而带棕色，密被白色茸毛。孢子囊群棕色，沿末次羽片边缘着生。

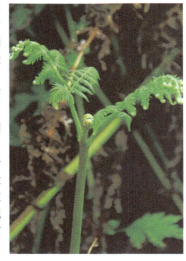

【生境及分布】生于山坡草丛及路边。适应性较强，能耐旱、耐瘠，在疏松、排水性良好的黄泥夹砂土中生长良好。分布于我国西南各地。

【**药用部位及采收**】药用嫩茎叶或根茎。嫩茎叶：初春采收新生枝叶，洗净，晾晒干燥备用。根茎：秋冬季采挖，挖取根茎，除去茎叶、须根及泥土，洗净，晒干或烘干备用。

【**性能功效**】味甘、微苦，性平。清热利湿，滑肠通便，降气化痰。

【**单方验方**】1. 治便秘、噎膈：鲜蕨适量，煎汤或煮熟食用。2. 治热结便秘：蕨250g，黑木耳30g泡发，猪肉50g切丝，同炒至熟，加调料食用。3. 治湿疹：蕨全草适量，研末，外撒患处或拌甘油调敷。4. 治湿热带下：蕨根、鸡冠花、白茶花各12g，水煎服。

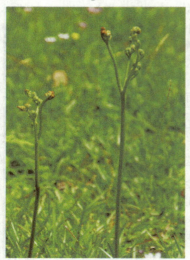

【**药膳**】鲜嫩茎叶洗净，开水氽后凉拌、炒、炖或煮熟后炒食；干品温水浸泡后食用，与鲜品同，或腌制做成咸菜食用。根可提取淀粉，做成蕨根粉、蕨粑等食用。

【**园艺价值**】做地栽、盆栽观赏。观叶类。

【**主要化学成分**】全株含麦角甾醇，胆碱，苷类，淀粉和鞣质等。

【**现代研究**】临床上蕨用于治疗便秘，小便不利，带下和湿疹瘙痒等。

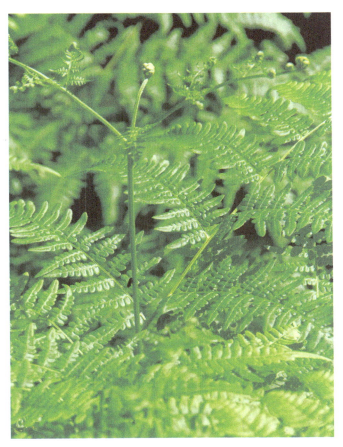

中文名笔画索引

六画

七画

拉丁文名索引